W0267626

Huiles essentielles

Marie-France Muller

HACHETTE
Pratique

sommaire

avertissement

Si l'aromathérapie est de plus en plus pratiquée, il est cependant des règles de base à connaître et à respecter, afin de bénéficier de ses innombrables bienfaits en toute sécurité. Bien des questions se posent en effet au débutant : comment choisir ses huiles essentielles, où se les procurer (alors même qu'on en voit partout proposer), comment être assuré de leur qualité, de quelle manière les utiliser, à quel dosage, par voie interne ou en usage externe, etc.

Le but de ce guide pratique est de répondre à ces questions, de sorte que vous puissiez bénéficier au quotidien des mille et une vertus des huiles essentielles les plus courantes, ceci dans le cadre d'une pratique familiale préventive aussi bien que curative, pour autant qu'il ne s'agisse que de maux bénins. Pour les cas plus sérieux ou chroniques, ou en cas de doute, il est évidemment recommandé de consulter un aromathérapeute confirmé.

Avant d'aller plus loin, retenez ces deux règles de base :

Respectez les conseils d'utilisation et ne dépassez pas les doses prescrites ! N'oubliez jamais que pour naturelles qu'elles soient, les huiles essentielles n'en sont pas pour autant des substances anodines. Bien au contraire, leur puissance en fait des outils certes précieux, mais à employer avec précaution et discernement. Naturel n'est pas synonyme d'inoffensif.

Choisissez des huiles essentielles de haute qualité. Si les essences de plantes sont entrées dans le domaine courant – surtout en cosmétologie (parfums, eaux de toilette, bains, savons, produits de beauté, etc.), mais aussi pour l'entretien de la maison (parfums d'intérieur, encaustiques divers, antimoustiques, produits pour la vaisselle ou l'entretien des sols) –, il ne faut utiliser dans le cadre thérapeutique que des huiles essentielles de haute qualité biologique, destinées à cet effet. Cette condition est à respecter impérativement, pour que l'aromathérapie tienne ses promesses en termes d'efficacité, mais aussi d'innocuité.

l'aromathérapie : puissance et efficacité

Méthode de soin naturelle (puisqu'elle ne fait appel qu'aux huiles essentielles – substances issues de plantes aromatiques), l'aromathérapie peut être utilisée aussi bien seule qu'en complément d'un traitement naturopathique ou allopathique. Outre son efficacité qui n'est plus à démontrer, c'est là tout son intérêt, surtout dans le cadre d'une pratique familiale.

Pendant des millénaires et un peu partout dans le monde, l'homme eut surtout recours aux plantes et aux huiles essentielles pour lutter contre la maladie. Des sorciers divers aux guérisseurs de toutes traditions, des thérapeutes de l'Antiquité à ceux d'une époque plus récente, tous s'efforçaient d'utiliser au mieux les principes actifs des végétaux, et en particulier ceux des plantes aromatiques.

Les Anciens utilisaient déjà thym, basilic, cyprès, sarriette et origan pour vaincre les maladies infectieuses et se protéger des épidémies, en des temps où les antibiotiques n'existaient pas encore. Lors des épidémies de peste à Athènes, Hippocrate, ce grand médecin grec, père de notre médecine actuelle, faisait brûler dans la ville des plantes aromatiques aux vertus antiseptiques telles que la lavande, le romarin ou la sarriette.

Le renouveau de l'aromathérapie

C'est en 1928 que R.M. Gattefossé donna son nom à l'aromathérapie. Précurseur en ce domaine, il consacra ses recherches et ses travaux à l'action thérapeutique des huiles essentielles, sans que ses résultats attirent l'audience espérée auprès du corps médical. C'est grâce au docteur Jean Valnet que l'aromathérapie prit enfin son essor dans les années cinquante. Depuis, de nombreux chercheurs n'ont cessé de faire avancer les connaissances en ce domaine.

De multiples applications thérapeutiques

Si l'on peut se contenter d'utiliser les plantes sous la forme usuelle de tisanes ou autres décoctions, il est aussi des méthodes permettant d'en extraire et d'en concentrer les principes actifs les plus puissants : leurs huiles essentielles.

L'aromathérapie est ainsi une branche de l'art médical mettant à profit les propriétés des huiles essentielles en utilisant leurs composés volatils à des fins thérapeutiques pour soigner, atténuer ou prévenir des maladies, infections, blessures ou troubles divers. On peut les utiliser par voie interne aussi bien qu'en usage externe, sous forme de bains, d'inhalations, d'huiles de massage, ou encore en les vaporisant dans l'atmosphère à l'aide d'un diffuseur d'arôme.

Cependant, ne vous y trompez pas : en dépit de son côté naturel, l'aromathérapie n'est pas pour autant une « médecine douce ». C'est au contraire une méthode de soin très efficace, puissante, qui peut être utilisée par elle-même aussi bien qu'en complément d'autres formes thérapeutiques telles que la médecine conventionnelle ou d'autres thérapies alternatives.

MISE EN GARDE
Si vous suivez un traitement homéopathique, prenez garde de bien séparer la prise de vos remèdes de celle des huiles essentielles : ces dernières risqueraient d'en atténuer ou même d'en effacer les effets, en raison de la persistance de leurs arômes.

L'huile essentielle : un concentré de principes actifs végétaux

Selon le docteur Valnet, surnommé par certains le « père de l'aromathérapie » et auteur de nombreux ouvrages sur le sujet, l'huile essentielle est « *la forme atomique de la plante* », autrement dit un puissant concentré de ses propriétés. Il s'agit d'une substance huileuse, volatile et odorante, présente dans les plantes aromatiques et localisée, selon les végétaux concernés, dans les fleurs, les feuilles, les fruits, les graines, l'écorce, les racines ou la plante entière.

L'extraction

Plusieurs techniques sont employées pour l'extraction des essences, selon l'usage que l'on compte en faire (distillation à la vapeur d'eau, expression, incision du végétal, séparation à l'aide de la chaleur, utilisation de solvants, technique dite de l'effleurage, etc.). Cependant, dans le cas d'huiles essentielles destinées à un usage thérapeutique, il est important de choisir les meilleures, des essences pures et naturelles, généralement extraites par lente distillation à la vapeur d'eau (ou, dans le cas des agrumes, par simple pression à froid) : seules ces méthodes d'extraction, fort délicates, permettent de recueillir l'essence même de la plante, ainsi que ses fragiles principes actifs, sans en altérer la qualité.

Il faut aussi savoir que nombre d'huiles essentielles du commerce sont falsifiées, coupées avec des composés chimiques divers, quand elles ne sont pas carrément synthétiques ! Prenez donc soin de ne vous procurer que des produits répondant aux critères de qualité qui vous mettront à l'abri des mauvaises surprises ou même des accidents.

Des propriétés complexes

On pensait autrefois que les essences étaient des substances pures et clairement définies. Cependant, les travaux actuels sur les huiles essentielles ne cessent d'en démontrer l'infinie complexité, même dans le cas de l'huile la plus pure. C'est pourquoi les tentatives de reproduction par synthèse des huiles essentielles – si cette technique demeure intéressante dans le domaine de la cosmétologie – ne permettent pas de retrouver dans l'essence ainsi obtenue les propriétés des huiles essentielles naturelles, dont l'efficacité résulte de la synergie active de ses milliers de composants naturels. C'est aussi pour cette raison que vous trouverez certaines marques indiquant, outre la plante dont l'huile essentielle est issue, la mention de son espèce botanique précise, de ses divers qualificatifs éventuels, ainsi que de sa variété. On peut aussi y trouver précisés l'organe producteur de la plante (feuille, fleurs, etc.) ainsi que sa spécificité biochimique, laquelle varie selon le pays, le sol, le climat et autres paramètres.

Pour prendre l'exemple du romarin, vous pouvez ainsi voir indiqué sur l'étiquette, selon la marque :

Huile essentielle de romarin

Rosmarinus officinalis, son appellation latine
ou encore, plus complet et selon le cas :
Rosmarinus officinalis s.b. 1,8 cinéole
Rosmarinus officinalis s.b. camphre
Rosmarinus officinalis s.b. acétate de bornyle, verbénone

Or, ces diverses variétés d'huile essentielle de romarin n'ont pas les mêmes propriétés. Si la spécificité *camphre* peut être toxique pour la sphère hépatique, la spécificité *acétate de bornyle, verbénone* est au contraire renommée pour son action curative sur le foie et les voies biliaires. Tout ceci peut, les premiers temps, vous dérouter, mais avec un peu de pratique (et les conseils de votre pharmacien), vous vous y ferez !

Chaque **huile essentielle** possède ses vertus propres.
Cependant, toutes présentent certaines propriétés :

- elles sont antiseptiques, antivirales, antibactériennes, ce qui en fait d'excellents anti-infectieux, employés aussi bien en usage interne qu'externe ;
- elles peuvent traverser la barrière cutanée, ce qui permet leur usage externe, souvent aussi efficace que la voie interne (et plus aisé à pratiquer pour le néophyte) ;
- elles sont volatiles, ce qui permet de les utiliser pour purifier l'atmosphère. Prenez soin dans ce cas, tout comme pour les autres usages, de n'employer que des huiles essentielles de haute qualité biologique (et non de simples « parfums d'intérieur ») : votre santé vous en saura gré !

Où vous procurer des huiles essentielles de bonne qualité ?

Il existe divers laboratoires d'aromathérapie et vous avez le choix entre différentes marques. Comme nous l'avons dit, toutes ne se valent pas, loin s'en faut ! Vous trouverez de bons produits dans un grand nombre de pharmacies, de parapharmacies et dans les magasins de diététique. Demandez toujours des « huiles essentielles » pures et naturelles (et non des « essences »), extraites par distillation lente, et veillez à ce que soient portées sur l'emballage leurs définitions exactes : nom de la plante, espèce, variété, organe producteur de la plante, spécificité biochimique (par exemple, *eucalyptus globulus* n'a pas tout à fait les mêmes propriétés qu'*eucalyptus radiata*). La mention AB indique qu'elles sont issues de l'agriculture biologique.

QUELQUES DÉFINITIONS UTILES

Complexe : mélange d'huiles essentielles.

Distillation : la distillation à la vapeur d'eau est le procédé le plus ancien et le mieux adapté à l'extraction des essences à usage thérapeutique.

Essence : substance aromatique naturelle que sécrète la plante. Dans le cas des zestes d'agrumes, l'essence est extraite directement par simple expression : on parle alors d'*essence de citron* (d'orange, de mandarine, etc.), et non d'huile essentielle de citron, car elle n'a pas été distillée.

Huile essentielle (HE) : elle est obtenue par distillation à la vapeur d'eau des végétaux aromatiques afin d'en extraire l'*essence* ; l'*huile essentielle* est donc l'*essence distillée*. Au cours de la distillation, cette essence subit des modifications biochimiques et autres, ce qui fait qu'essence et huile essentielle sont deux substances différentes à ne pas confondre (même si, dans le langage courant, ces deux termes sont souvent employés l'un pour l'autre). À savoir aussi : en dépit de son appellation, une huile essentielle (HE) pure et naturelle ne contient aucun corps gras : elle n'est composée que de molécules aromatiques volatiles.

Huile végétale (HV) : huile grasse obtenue par première pression à froid de graines ou fruits de diverses plantes oléagineuses (amandes, noisettes, olives, germe de blé, macadamia, noyau d'abricot, etc.). Dans le cadre de l'aromathérapie, on les emploie comme support des huiles essentielles dans la préparation d'huiles de massage, lotions et baumes destinés à l'usage externe.

Hydrolat aromatique : l'hydrolat est l'eau distillée (vapeur d'eau recondensée une fois l'opération terminée) que l'on sépare de l'huile essentielle à la sortie de l'alambic. Cette eau est chargée de molécules aromatiques au cours de la distillation.

Lotion : mélange d'huiles essentielles sur une base d'huile végétale, destiné à l'usage externe.

Plante aromatique : se dit d'un végétal d'odeur agréable, dont on apprécie le parfum chaud, doux ou fleuri, contenant suffisamment de molécules aromatiques dans une ou plusieurs de ses parties : feuilles, fleurs, fruits, graines, écorce, racines.

comment utiliser les huiles essentielles ?

Voie orale

La prise d'huiles essentielles par voie orale est généralement prescrite par un aromathérapeute, médecin ou phytothérapeute, seul à même d'en établir le dosage optimal en fonction de vos problèmes. Cependant, à condition de suivre scrupuleusement les indications données, vous pourrez aussi bénéficier des HE en usage interne et en faire bénéficier votre entourage. Limitez vos prises à des doses de 1 à 2 gouttes que vous prendrez :

- sur un comprimé neutre que vous sucerez lentement ;
- incorporées à des gélules exécutées sur prescription par un pharmacien ;
- dans une cuillerée à café de miel que vous diluerez dans un demi-verre d'eau tiède.

La dose de 1-2 gouttes se révèle généralement suffisante dans la plupart des cas, à prendre 1 à 3 fois par jour (donc un maximum de 6 gouttes par jour). En cas de maladie infectieuse, l'aromathérapeute pourra vous prescrire des doses plus importantes et répétées. Mais en automédication, tenez-vous en au dosage indiqué.

Ne prolongez pas inutilement la cure si vous n'obtenez pas les résultats désirés. Quelques jours suffisent généralement.

Voie cutanée

La plupart des huiles essentielles utilisées pures sont irritantes pour la peau et les muqueuses. Aussi les emploie-t-on généralement mélangées à une base d'huile végétale (olive, noisette, amande, noyau d'abricot, macadamia, etc.). Le pourcentage d'HE sera plus ou moins important selon l'effet recherché. Une lotion ou huile de massage peut ainsi être réalisée en incorporant à l'huile de base une ou plusieurs HE associées. La friction, tout comme le massage, permet une excellente absorption des composants aromatiques.

Bain aromatique

Attention : les HE ne sont pas solubles dans l'eau !

Si vous en ajoutez à l'eau de votre bain, elles vont flotter à la surface, ce qui risque de provoquer irritations et brûlures cutanées.

La meilleure méthode est d'employer une « base pour bain » (en vente en pharmacie) qui permet la mise en suspension des HE dans l'eau : mélangez-y vos HE (comptez une vingtaine de gouttes en moyenne pour un bain) et placez le tout sous le robinet ouvert de votre baignoire. Vous pouvez aussi vous procurer des bains aux huiles essentielles naturelles adaptés aux effets que vous recherchez (détente, tonification, voies respiratoires, etc.), commercialisés par certains laboratoires d'aromathérapie.

Diffusion atmosphérique

Cet usage est le plus courant. Répandues dans l'atmosphère grâce à un diffuseur d'arômes, les molécules aromatiques parfument, mais surtout désinfectent la chambre d'un malade ou un lieu de travail. Très utiles en cas d'épidémies

Huiles de massage ou lotions

Préparation de base : comptez en moyenne 20 gouttes d'HE pour 10 cl d'huile végétale, ou suivez les indications propres à chaque HE. Vous pouvez les diluer dans de l'huile de macadamia, d'olive, de germe de blé, de tournesol, de noisette, d'amande douce ou de noyau d'abricot. Cette dernière, riche en vitamines A, E et F, a l'avantage de bien pénétrer.

grippales ou de troubles respiratoires, elles limitent le risque de contagion tout en faisant profiter toute la famille de leurs vertus anti-infectieuses. Pour éviter la saturation en principes aromatiques irritants, il est préférable d'utiliser votre diffuseur de manière intermittente, par exemple par périodes de 15 minutes toutes les heures. Certaines HE sont plus irritantes que d'autres pour les voies respiratoires : évitez de mettre dans un diffuseur des HE à phénols telles que sarriette, thym, girofle, etc. Utilisez toujours des HE de haute qualité, y compris pour cet usage : vos muqueuses vous en sauront gré. Il existe des mélanges spécifiques pour diffuseurs d'arômes mis au point par les laboratoires d'aromathérapie. Certains sont même adaptés à la saison ou à l'effet désiré.

Inhalations

Très efficaces en cas de rhume, sinusite, bronchite, les HE libèrent les voies respiratoires et sont anti-infectieuses. Il suffit d'ajouter quelques gouttes à un bol d'eau très chaude et de respirer les vapeurs qui s'en dégagent pendant quelques minutes, la tête recouverte d'une serviette.

Voie rectale

Usage réservé à la prescription médicale. L'administration d'HE sous forme de suppositoires permet leur absorption rapide par le biais du rectum ; elle est recommandée pour les enfants et les nourrissons lors de pathologies aiguës. Elle permet aussi la pratique de l'aromathérapie aux personnes intolérantes aux HE par voie orale, de même qu'à celles dont les muqueuses digestives sont fragiles.

Soins de beauté

Les HE sont largement utilisées par les grands laboratoires de cosmétologie, mais vous pouvez aussi préparer vous-même certains produits de beauté, par exemple en ajoutant quelques gouttes d'HE de géranium odorant, de romarin (antirides), d'arbre à thé (purifiant), de lavande ou d'agrumes à de l'huile de noyau d'abricot.

Dans la cuisine

Apprenez que vous faites déjà de l'aromathérapie sans le savoir lorsque vous employez les plantes aromatiques telles que thym, sarriette, romarin ou basilic pour parfumer et personnaliser vos bons petits plats. Mais vous ferez aussi le meilleur usage d'HE (basilic, thym, romarin, clou de girofle, sarriette, origan...) en les ajoutant à différentes huiles pour en faire des huiles aromatisées (en assaisonnement des crudités, légumes, céréales, pizzas, etc.). Comptez une vingtaine de gouttes d'HE de bonne qualité pour un demi-litre d'huile d'olive vierge de première pression à froid. Pour les desserts et pâtisseries, ajoutez 1 ou 2 gouttes de l'HE choisie pour aromatiser gâteaux, compotes, glaces et sorbets.

contre-indications et précautions d'emploi

La puissance de ces concentrés de plantes nécessite certaines précautions et de la rigueur, surtout dans le cadre d'une automédication pratiquée sans l'avis d'un aromathérapeute.

N'augmentez jamais les doses indiquées et n'en absorbez pas plus souvent qu'à la fréquence conseillée. Un surdosage pourrait se montrer très préjudiciable à votre santé et produire des effets négatifs.

Ne les avalez jamais pures. Vous risqueriez de léser vos muqueuses. Si vous souffrez de gastrite ou de colite, soyez particulièrement vigilant : prenez-les à faible dose et uniquement sur des comprimés neutres destinés à cet usage, que vous laisserez fondre lentement en bouche (vous en trouverez chez votre pharmacien).

Évitez d'utiliser des HE sans avis médical si vous êtes enceinte ou si vous souffrez d'une hépatite ou d'épilepsie.

Ne donnez pas d'HE par voie interne aux bébés ni aux très jeunes enfants. L'usage externe est tout indiqué sous forme de lotion ou d'huile de massage bien diluée.

Ne donnez jamais d'HE phénolées à des enfants (telles que sarriette, thym, girofle, etc.) et ne les employez pas pures, ni dans un diffuseur d'arômes : elles sont très irritantes.

Sauf quelques rares exceptions, n'employez pas d'HE pure en usage externe : diluez-les préalablement dans de l'huile végétale. Les HE de lavande, arbre à thé et géranium peuvent toutefois, dans certains cas, être utilisées pures.

Si vous souffrez d'allergies, testez votre HE : mettez-en une goutte diluée dans de l'huile sur votre poignet et attendez le lendemain pour voir s'il se produit une éventuelle réaction avant d'en faire un plus large usage.

Les essences d'agrumes (citron, orange, mandarine, pamplemousse) sont photosensibilisantes : évitez toute exposition au soleil après vous les être appliquées, car vous risqueriez de voir apparaître sur votre peau des taches disgracieuses qu'il serait ensuite difficile de faire disparaître.

Si vous vous mettez accidentellement de l'HE dans l'œil, n'utilisez pas d'eau pour vous rincer : ce serait inopérant. Employez de l'huile végétale (votre huile de cuisine fera l'affaire) : le soulagement est immédiat.

Ne laissez jamais vos flacons d'HE à portée des enfants : tout comme les médicaments ou les produits d'entretien, mettez-les à l'abri des petites mains.

Si un enfant absorbe par mégarde une quantité importante d'HE (par exemple un flacon de 5 ml), contactez immédiatement le centre antipoison le plus proche :

Paris : 01 40 37 04 04
Lyon : 04 78 54 14 14
Marseille : 04 91 75 25 25

index des maladies

index des préparations

maladies et préparations / plantes	17 ANETH	18 ARBRE À THÉ	21 BASILIC	23 CAMOMILLE ALLEMANDE	24 CANNELLE	25 CAROTTE	26 CISTE	27 CITRON	29 CITRONNELLE DE CEYLAN	30 CYPRÈS	32 EUCALYPTUS RADIATA	34 GAULTHÉRIE	25 GENÉVRIER	37 GÉRANIUM ODORANT	39 GIROFLE	40 LAVANDE OFFICINALE	43 LAVANDIN ABRIAL	45 LEMON-GRASS	46 MANDARINE	47 MARJOLAINE	48 MENTHE POIVRÉE	50 NIAOULI	52 ORANGER AMER	54 ORIGAN	55 RAVENSARE	57 ROMARIN	59 THYM VULGAIRE (LINALOL)	62 YLANG-YLANG
ACNÉ		◎				◎								◎								◎	◎					
ACCOUCHEMENT (PRÉPARATION)								◎							◎													
AFFECTIONS HIVERNALES		◎									◎									◎		◎		◎	◎		◎	
AFFECTIONS CUTANÉES		◎		◎		◎										◎	◎						◎					
ALLAITEMENT (POUR FAVORISER)	◎																											
CREVASSE DU MAMELON						◎	◎									◎												
ANGINE, MAL DE GORGE		◎						◎		◎				◎											◎		◎	
ANGOISSE, ANXIÉTÉ			◎													◎	◎		◎	◎			◎				◎	◎
ANTI-INFECTIEUX		◎			◎			◎			◎		◎		◎	◎				◎	◎	◎		◎	◎	◎	◎	◎
ANTI-INFLAMMATOIRE				◎					◎	◎		◎					◎	◎					◎					
ANTIMITES								◎							◎	◎					◎							
ANTI-MOUSTIQUES ETC.									◎		◎			◎		◎					◎							
ANTI-PUCES ET TIQUES (ANIMAUX)		◎			◎								◎	◎		◎		◎			◎							
APHTES								◎						◎	◎													
APPÉTIT (MANQUE D')	◎												◎							◎								
ASTHME		◎						◎		◎	◎					◎				◎	◎	◎		◎	◎	◎	◎	
BAIN *ANTI-GRIPPE*		◎																										
ANTI-INFECTIEUX																											◎	
APHRODISIAQUE																												◎
DE PIED											◎																	
FORTIFIANT																				◎								
PRÉVENTIF																									◎			
RÉGÉNÉRATEUR								◎																				
RELAXANT																	◎		◎									
TONIQUE AU ROMARIN																										◎		
BRONCHITE		◎						◎		◎	◎				◎	◎						◎		◎	◎	◎	◎	
BRÛLURES LÉGÈRES		◎		◎		◎								◎		◎						◎				◎		
CELLULITE								◎		◎			◎	◎		◎		◎						◎	◎	◎		
CHEVEUX (SOIN)													◎													◎		◎
CHEVILLES GONFLÉES, ŒDÈMES										◎			◎				◎	◎								◎		
CHOC ÉMOTIONNEL																					◎							
CICATRICES (POUR LES ATTÉNUER)							◎							◎					◎			◎						
CIRCULATION								◎		◎			◎				◎									◎		
COLIBACILLOSE		◎			◎						◎		◎		◎						◎	◎				◎	◎	
COLITE	◎		◎		◎			◎						◎														
COMPLEXE VERMIFUGE														◎														
CONCENTRATION			◎								◎				◎	◎						◎				◎	◎	
CONSTIPATION			◎													◎												
COUP DE CHALEUR																◎												
COUPEROSE										◎																		
CRAMPES			◎													◎	◎					◎	◎		◎			
CRAMPES D'ESTOMAC			◎		◎											◎						◎	◎					
CREVASSES						◎	◎							◎		◎												
CRISE D'ACÉTONE DES ENFANTS	◎																											
CYSTITE	◎	◎									◎		◎			◎						◎			◎		◎	
DÉFENSES IMMUNITAIRES (STIMULATION DES)		◎			◎			◎												◎					◎		◎	

index des maladies

index des préparations

maladies et préparations / plantes	17 ANETH	18 ARBRE À THÉ	21 BASILIC	23 CAMOMILLE ALLEMANDE	24 CANNELLE	25 CAROTTE	26 CISTE	27 CITRON	29 CITRONNELLE DE CEYLAN	30 CYPRÈS	32 EUCALYPTUS RADIATA	34 GAULTHÉRIE	25 GENÉVRIER	37 GÉRANIUM ODORANT	39 GIROFLE	40 LAVANDE OFFICINALE	43 LAVANDIN ABRIAL	45 LEMON-GRASS	46 MANDARINE	47 MARJOLAINE	48 MENTHE POIVRÉE	50 NIAOULI	52 ORANGER AMER	54 ORIGAN	55 RAVENSARE	57 ROMARIN	59 THYM VULGAIRE (LINALOL)	62 YLANG-YLANG
DENTS				◎											◎							◎				◎	◎	
POUSSÉE DENTAIRE DES ENFANTS				◎																						◎		
DÉPRESSION	◎			◎												◎			◎	◎					◎		◎	
DÉTENTE				◎					◎							◎			◎				◎	◎				◎
DIABÈTE											◎		◎			◎												
DIARRHÉE				◎	◎			◎					◎	◎	◎	◎					◎		◎			◎	◎	
DIARRHÉE DES ENFANTS				◎																								
DIGESTION	◎		◎		◎								◎		◎				◎	◎	◎		◎	◎	◎	◎		
DOULEURS MUSCULAIRES ET ARTICULAIRES				◎				◎	◎			◎	◎			◎	◎				◎	◎			◎	◎	◎	
ECZÉMA		◎		◎		◎								◎			◎						◎					
ENFANTS AFFAIBLIS								◎																	◎			
ENFANTS NERVEUX																			◎				◎					
ENGELURES								◎						◎			◎											
ENTORSE												◎																
ESCARRES (PRÉVENTION)																◎												
FATIGUE *INTELLECTUELLE*	◎		◎					◎			◎				◎	◎					◎	◎				◎	◎	
MUSCULAIRE			◎		◎			◎					◎	◎	◎	◎					◎					◎	◎	
NERVEUSE	◎		◎		◎			◎		◎					◎	◎				◎	◎		◎		◎		◎	◎
PHYSIQUE					◎			◎					◎	◎	◎	◎				◎	◎				◎	◎	◎	
APRÈS UNE INFECTION	◎							◎																			◎	
FLATULENCES			◎		◎										◎						◎			◎			◎	
FRIGIDITÉ					◎								◎		◎						◎					◎	◎	◎
GASTRITE	◎		◎		◎			◎						◎							◎							
GINGIVITE								◎						◎	◎													
GRIPPE		◎			◎			◎		◎	◎					◎				◎	◎	◎			◎	◎	◎	
HALEINE (MAUVAISE)															◎						◎					◎	◎	
HERPÈS		◎						◎														◎			◎			
HÉMORROÏDES							◎			◎		◎																
HUILE *AROMATISÉE*										◎			◎											◎		◎	◎	
ANTICELLULITE								◎																				
ANTIDOULEUR									◎																			
ANTIRIDES																◎										◎		
ANTIVERGETURES																			◎									
CICATRISANTE		◎																										
DE BEAUTÉ														◎														
DÉCONTRACTANTE																	◎											
DE MASSAGE			◎	◎											◎							◎						◎
DE MASSAGE APAISANTE																							◎					
HIVERNALE											◎																	
RAFFERMISSANTE POUR LE CORPS																	◎											
HYGIÈNE BUCCALE								◎							◎												◎	
HYPERTENSION								◎								◎				◎								◎
HYPOTENSION																										◎	◎	
IMPUISSANCE					◎								◎		◎						◎					◎	◎	◎
INFECTIONS *INTESTINALES*		◎	◎	◎	◎								◎	◎	◎	◎					◎	◎				◎	◎	
PULMONAIRES										◎	◎				◎	◎					◎	◎					◎	
URINAIRES								◎			◎		◎	◎	◎	◎						◎					◎	

index des maladies

index des préparations

maladies et préparations / plantes	17 ANETH	18 ARBRE À THÉ	21 BASILIC	23 CAMOMILLE ALLEMANDE	24 CANNELLE	25 CAROTTE	26 CISTE	27 CITRON	29 CITRONNELLE DE CEYLAN	30 CYPRÈS	32 EUCALYPTUS RADIATA	34 GAULTHÉRIE	25 GENÉVRIER	37 GÉRANIUM ODORANT	39 GIROFLE	40 LAVANDE OFFICINALE	43 LAVANDIN ABRIAL	45 LEMON-GRASS	46 MANDARINE	47 MARJOLAINE	48 MENTHE POIVRÉE	50 NIAOULI	52 ORANGER AMER	54 ORIGAN	55 RAVENSARE	57 ROMARIN	59 THYM VULGAIRE (LINALOL)	62 YLANG-YLANG
INHALATION CONTRE LE RHUME											◎																	
INSECTICIDE		◎							◎		◎		◎	◎		◎		◎			◎							
INSOMNIE			◎													◎	◎		◎	◎			◎		◎			
INSUFFISANCE HÉPATIQUE	◎							◎					◎								◎					◎	◎	
IRRITATIONS DU CUIR CHEVELU			◎														◎											
LARYNGITE																						◎						
LOTION						◎					◎		◎										◎					
ANTIBRÛLURES																◎												
ANTICELLULITE													◎					◎						◎				
ANTIHÉMORROÏDAIRE										◎																		
ANTIGRIPPE																											◎	
ANTIMOUSTIQUES									◎																			
ANTIMYCOSE																	◎											
ANTI-ŒDÈMES										◎																		
ANTIPUCES (CHIENS ET CHATS)		◎																										
ANTITRANSPIRATION																							◎					
ANTIVARICES										◎																		
APAISANTE AU GÉRANIUM														◎														
"BIEN-ÊTRE"																												◎
CALMANTE				◎																								
CIRCULATOIRE								◎									◎											
CONTRE LES TACHES BRUNES								◎																				
CUTANÉE		◎																										
DÉSINFECTANTE																						◎						
DIGESTIVE			◎																									
POUR ATTÉNUER LES CICATRICES																						◎						
POUR CHEVEUX GRAS																										◎		
POUR PEAU GRASSE																							◎					
RECONSTITUANTE		◎																										
"VENTRE PLAT"																								◎				
LUMBAGO													◎				◎								◎	◎		
MAL DES TRANSPORTS								◎													◎							
MAL DE TÊTE				◎						◎						◎					◎			◎	◎	◎		
MASQUE *POUR PEAUX GRASSES*										◎																		
PURIFIANT À L'ARGILE		◎																										
MASTOSE (SEINS DOULOUREUX)													◎	◎														
MÉNOPAUSE										◎																		◎
MIGRAINE				◎												◎					◎					◎		
MORSURES DE SERPENT			◎		◎			◎								◎											◎	
MYCOSES		◎			◎									◎			◎											
NAUSÉES DE LA GROSSESSE	◎							◎													◎							
NERVOSITÉ			◎	◎												◎	◎		◎				◎		◎			
OTITE		◎						◎												◎		◎			◎	◎		
PEAU SÈCHE, DÉVITALISÉE						◎	◎	◎						◎									◎					◎
PEAU GRASSE						◎								◎									◎					◎
PIED D'ATHLÈTE		◎									◎																◎	
PIQÛRES D'INSECTES		◎			◎			◎	◎					◎		◎												
PLAIES, PETITES BLESSURES		◎		◎			◎			◎				◎		◎	◎					◎						

index des maladies

index des préparations

maladies et préparations / plantes	17 ANETH	18 ARBRE À THÉ	21 BASILIC	23 CAMOMILLE ALLEMANDE	24 CANNELLE	25 CAROTTE	26 CISTE	27 CITRON	29 CITRONNELLE DE CEYLAN	30 CYPRÈS	32 EUCALYPTUS RADIATA	34 GAULTHÉRIE	25 GENÉVRIER	37 GÉRANIUM ODORANT	39 GIROFLE	40 LAVANDE OFFICINALE	43 LAVANDIN ABRIAL	45 LEMON-GRASS	46 MANDARINE	47 MARJOLAINE	48 MENTHE POIVRÉE	50 NIAOULI	52 ORANGER AMER	54 ORIGAN	55 RAVENSARE	57 ROMARIN	59 THYM VULGAIRE (LINALOL)	62 YLANG-YLANG
POUX																◎												
PSORIASIS		◎				◎		◎						◎			◎						◎					
RÈGLES DOULOUREUSES OU IRRÉGULIÈRES			◎		◎					◎			◎	◎	◎						◎					◎	◎	
RÉTENTION D'EAU										◎			◎					◎								◎		
RHINOPHARYNGITE											◎									◎		◎			◎		◎	
RHUMATISMES, ARTHROSE				◎				◎		◎	◎	◎	◎			◎	◎				◎	◎		◎		◎	◎	
RHUME								◎			◎					◎				◎	◎	◎			◎		◎	
RHUMES À RÉPÉTITION	◎	◎																		◎		◎					◎	
RIDES						◎	◎	◎						◎		◎	◎		◎				◎			◎		◎
SAIGNEMENT DE NEZ							◎																					
SCIATIQUE												◎	◎			◎										◎		
SELS AUX HUILES ESSENTIELLES																◎												
SHAMPOING POUR CHEVEUX TERNES ET CASSANTS																											◎	
SINUSITE								◎			◎					◎				◎	◎	◎			◎		◎	
SOIN DE NUIT REVITALISANT																	◎											
SPASMES	◎		◎		◎					◎						◎	◎					◎	◎		◎			
SPORT (ENTRAÎNEMENT, COURBATURES ETC.)									◎			◎	◎													◎		
STOP À LA CIGARETTE								◎																				
STRESS			◎	◎					◎							◎	◎						◎	◎				◎
SURMENAGE			◎		◎					◎				◎	◎											◎	◎	
SYNDROME PRÉMENSTRUEL																							◎					
TACHES BRUNES SUR LA PEAU		◎						◎						◎														
TENDINITE												◎																
TENSION NERVEUSE				◎					◎							◎	◎		◎				◎	◎				◎
TONIQUE CORPOREL																												◎
TONIQUE PSYCHIQUE	◎		◎																						◎	◎		
TOUX SÈCHE, QUINTES DE TOUX										◎	◎					◎								◎			◎	
TRANSPIRATION EXCESSIVE								◎															◎					
VARICES, VARICOSITÉS								◎		◎				◎			◎									◎		
VERGETURES (PRÉVENTION)								◎						◎					◎									
VERS INTESTINAUX (ENFANTS)				◎				◎						◎												◎		
VERS INTESTINAUX (ADULTES)			◎	◎	◎			◎	◎		◎					◎					◎	◎					◎	
VERTIGES			◎	◎												◎					◎					◎	◎	
VERRUES		◎						◎																				
VINAIGRE DE LAVANDE																◎												
ZONA		◎												◎		◎						◎			◎			

les plantes et leurs vertus

aneth

Anethum graveolens

TROUBLES DIGESTIFS • CRISES D'ACÉTONE DES ENFANTS • MANQUE D'APPÉTIT • RHUMES À RÉPÉTITION

Connue pour ses usages culinaires, l'huile essentielle de cette plante aromatique est conseillée dans tous les cas de troubles digestifs.

partie de la plante utilisée
plante entière avec ses fruits en cours de maturation

mode d'administration
surtout par voie orale

s'harmonise bien avec
HE de menthe poivrée, carvi, noix de muscade

Propriétés

Stimulant des voies digestives
Antispasmodique des voies digestives et urinaires
Manque d'appétit des enfants qui font des rhumes à répétition
Crises d'acétone des enfants
Insuffisance hépatique et rénale
Nausées de la grossesse
Favorise la montée de lait et l'enrichit
Tonique psychique
Euphorisant

SUGGESTION

1 ou 2 gouttes d'HE d'aneth aromatiseront agréablement les sauces destinées à accompagner le poisson et en faciliteront la digestion.

Principales indications

Usage interne

Crises d'acétone des enfants (avec vomissements, mal au ventre) : 1 goutte d'HE d'aneth + 1 goutte d'essence de citron 2-3 fois par jour dans 1 cuillerée à café de miel dilué dans un demi-verre d'eau tiède.

Nausées de la grossesse et pour favoriser la lactation : 1 goutte 2 fois par jour sur un comprimé neutre.

Troubles digestifs : 1 goutte 2 fois par jour après les repas.

Tonique psychique : 1 goutte tous les matins.

Rhumes à répétition : 1 goutte d'HE + 1 goutte d'HE d'arbre à thé 2 fois par jour.

arbre à thé

tea tree

Melaleuca alternifolia

PROBLÈMES DE PEAU • AFFECTIONS HIVERNALES • TOUTES INFECTIONS

Originaire d'Australie, l'arbre à thé (aussi connu sous le nom de *tea tree*) mesure de trois à quatre mètres de haut et ses feuilles ont toujours fait partie de la pharmacopée des aborigènes qui les employaient en cataplasmes pour soigner leurs problèmes de peau et leurs blessures. Anti-infectieux polyvalent aux multiples propriétés, cette huile essentielle devrait tenir une place de choix dans votre trousse d'aromathérapie.

partie de la plante utilisée
feuilles

mode d'administration
voie orale – usage externe

s'harmonise bien avec
HE de romarin, lavande, sauge sclarée, géranium odorant, noix de muscade, thym, eucalyptus, origan, ravensare

PROPRIÉTÉS

Anti-infectieux polyvalent
Antibactérien à large spectre
Antiviral
Antiparasitaire
Antifongique
Antiseptique
Stimule les défenses immunitaires

PRINCIPALES INDICATIONS

Usage interne

Affections hivernales : grippe – fièvre – rhinopharyngite – rhinite – bronchite – sinusite : 1 goutte sur un comprimé neutre, 4 à 6 fois par jour.

Anti-infectieuse et antivirale, cette HE renforce les défenses immunitaires et facilite l'expectoration des mucosités.

BAIN ANTIGRIPPE

Dans une base pour bain, diluez :
10 gouttes d'HE d'arbre à thé
10 gouttes d'HE d'eucalyptus radiata
2 gouttes d'HE de thym
Faites couler de l'eau chaude sur ce mélange et restez au moins 20 minutes dans le bain.

Mycose, candidose des voies digestives : prenez 4 fois par jour sur un comprimé neutre 1 goutte d'HE d'arbre à thé + 1 goutte d'HE de cannelle.

Cystite et vaginite : sur un comprimé neutre, prenez 2 à 4 fois par jour 1 goutte d'HE d'arbre à thé et 1 goutte d'HE de ravensare. En cas de prurit vaginal, herpès et autres inflammations, l'application locale d'*huile cicatrisante* amène généralement un soulagement rapide.

Usage externe

Affections hivernales (outre le traitement par voie orale) :

- Dans un diffuseur d'arômes : quelques gouttes de cette HE placées dans un diffuseur purifieront l'atmosphère. Profitez de ses vertus anti-infectieuses en respirant profondément ses arômes à quelques centimètres de votre diffuseur durant quelques instants, plusieurs fois par jour.
- En massage : frictionnez matin et soir le thorax, le haut du dos et l'abdomen du malade avec la lotion reconstituante : son rétablissement en sera accéléré.

Affections cutanées : acné – herpès – mycoses (ex. pied d'athlète) – abcès – plaies – brûlures – verrues – piqûres d'insectes. L'HE d'arbre à thé n'agressant pas la peau même fragile, elle peut être appliquée pure directement sur les lésions. On peut aussi l'employer diluée sous forme d'*huile cicatrisante* et de *lotion cutanée*.

Mycose : cette HE « miracle » les guérit comme par magie. Appliquez 1 goutte d'HE pure directement sur les zones atteintes. Renouvelez cette application 2 fois par jour jusqu'à la guérison.

CONTRE LE PIED D'ATHLÈTE

L'HE d'arbre à thé est très efficace sur ces mycoses qui apparaissent souvent entre les orteils, surtout l'été. Après chaque bain ou douche, séchez bien vos pieds – en particulier les espaces interdigitaux – et appliquez 1 goutte d'HE sur les lésions. Vous pouvez aussi prendre chaque soir un bain de pied (15 à 30 minutes) :

Bain de pied : dans une bassine d'eau chaude, ajoutez 4 gouttes d'HE d'arbre à thé, 4 gouttes d'HE de thym et 2 gouttes d'HE d'eucalyptus, diluées dans une base pour bain.

Acné : dans 10 cl d'huile de noisette ou de noyau d'abricot, ajoutez 100 gouttes d'HE d'arbre à thé. Appliquez cette huile chaque soir sur votre visage et sur les zones infectées.

Herpès : appliquez sur le bouton 1 goutte d'HE d'arbre à thé plusieurs fois au cours de la journée, si possible dès son apparition. La lésion ne s'étendra pas et guérira rapidement.

MASQUE PURIFIANT À L'ARGILE

Si votre peau est grasse ou acnéique, appliquez une fois par semaine le masque suivant:

- Mettez dans un bol 2-3 cuillerées à soupe d'argile verte surfine.
- Diluez-les avec le jus de 1/2 citron (si nécessaire, ajoutez un peu d'eau).
- Ajoutez à cette pâte 3 gouttes d'HE d'arbre à thé, 2 gouttes d'HE de menthe poivrée et 1 goutte d'essence de citron.
- Appliquez ce masque en couche épaisse et gardez-le de 15 à 20 minutes, puis rincez.

Verrues : appliquez 1 goutte d'HE sur la verrue et recouvrez d'un petit pansement. Renouvelez tous les jours jusqu'à disparition.

Plaies, petites blessures : appliquez sur les lésions 1 ou 2 gouttes d'HE pure ou de l'huile cicatrisante. Renouvelez plusieurs fois par jour, selon le besoin.

Brûlures légères : appliquez délicatement dès que possible de l'*huile cicatrisante*. Renouvelez toutes les heures jusqu'à nette amélioration. Cette HE soulage rapidement la douleur.

Piqûre d'insecte : dès que possible, appliquez 1 goutte d'HE pure sur la piqûre (même chez les enfants). Vous pouvez aussi appliquer toutes les heures un mélange à parts égales d'HE d'arbre à thé et d'HE de lavande : la douleur et l'œdème diminueront rapidement. La *lotion cutanée* peut ensuite être appliquée 2 fois par jour.

➔ **Attention :** en cas de piqûre à l'intérieur de la bouche, du nez ou dans la gorge, voyez d'urgence un médecin.

Préparations

Huile cicatrisante : mélangez 1 cuillerée à café d'HE d'arbre à thé à 9 cuillerées à café d'une huile de base (huile de macadamia, huile d'olive, huile de noyau d'abricot, huile de sésame, huile de germe de blé).

Lotion cutanée : dans 10 ml d'huile de base, ajoutez 10 ml d'HE d'arbre à thé et 10 ml d'HE de lavande. Cette lotion polyvalente vous sera bien utile dans de nombreuses occasions (petites plaies, brûlures légères, piqûres d'insectes, acné et autres problèmes cutanés).

Lotion reconstituante : dans 20 cl d'huile végétale, ajoutez 50 gouttes d'HE d'arbre à thé, 30 gouttes d'essence de pamplemousse, 43 gouttes d'HE de géranium odorant, 30 gouttes d'HE de ravensare, 20 gouttes d'HE de romarin et 20 gouttes d'HE d'eucalyptus radiata.

ANTIPUCES POUR CHIENS ET CHATS

Cette HE est aussi un antiparasitaire. Associée aux HE de lavande et de cannelle, elle permet d'éloigner les parasites du pelage de nos animaux familiers.

HE d'arbre à thé : 5 gouttes
HE de lavande : 5 gouttes
HE de cannelle : 3 gouttes

diluées dans 10 ml d'huile végétale. Frictionnez doucement aux endroits où logent les parasites (cou, abdomen). Ne vous inquiétez pas si votre animal se lèche ensuite : cette préparation n'est pas toxique et l'action se poursuivra sur le plan interne.

basilic

Ocimum basilicum

AMÉLIORE LA DIGESTION ET LA CONCENTRATION

Connu dès l'Antiquité, le basilic possède des propriétés thérapeutiques très puissantes. L'huile essentielle de basilic était déjà utilisée au XVIe siècle, notamment pour lutter contre les problèmes intestinaux et les troubles gastriques. Aujourd'hui, le basilic est bien sûr devenu un aromate indispensable en cuisine, mais il est temps pour vous d'en découvrir toutes les vertus. Attention, ne confondez pas ce basilic (*Ocimum basilicum*) avec le basilic européen à linalol, aussi appelé pistou, aux propriétés différentes. Respectez scrupuleusement les doses recommandées.

partie de la plante utilisée
plante entière fleurie

mode d'administration
surtout par voie orale, usage externe plus rare

s'harmonise bien avec
HE de lavande, citronnelle, géranium odorant, bergamote, essence de citron

→ **Déconseillée** aux femmes enceintes et en cas d'épilepsie.

Propriétés

- Puissant antispasmodique des voies digestives
- Facilite la digestion
- Soulage les maux d'estomac
- Lutte contre la fatigue nerveuse et le surmenage
- Sédatif et calmant en cas d'anxiété
- Améliore la concentration
- Évite l'insomnie due à l'excès de stress ou au surmenage
- Traite les crampes musculaires
- Soulage en cas de règles douloureuses, régule la menstruation

Principales indications

Usage interne

Crampes d'estomac, ballonnements : 1 goutte après les repas.

Stress, insomnie : 2 gouttes sur un comprimé neutre au coucher.

Fatigue nerveuse, surmenage : 2 gouttes dans 1 cuillerée à café de miel dilué dans un demi-verre d'eau tiède 2 fois par jour.

Règles douloureuses : 1 goutte d'HE de basilic + 1 goutte d'HE de menthe poivrée + 1 goutte d'HE de sauge sclarée dans 1 cuillerée de miel dilué dans de l'eau tiède, 2 ou 3 fois au cours de la journée.

Huile aromatisée

Dans un 1/2 litre d'huile d'olive vierge, ajoutez 20 gouttes d'HE de basilic. Assaisonnez vos salades avec cette huile.

Usage externe

Troubles digestifs : massez-vous doucement l'abdomen du plat de la main en mouvements circulaires avec un peu de *lotion digestive*.

Fatigue musculaire : massez vos muscles courbatus avec l'*huile de massage au basilic*.

Irritations du cuir chevelu : massez-vous doucement avec un peu d'*huile de massage au basilic*.

Préparations

Lotion digestive : mélangez à 20 ml d'huile végétale 10 gouttes d'HE de basilic, 10 gouttes d'HE de menthe poivrée et 10 gouttes d'HE de marjolaine.

Huile de massage au basilic : dans 20 ml d'huile végétale, ajoutez 20 gouttes d'HE de basilic et 40 gouttes d'HE de lavandin.

Dans votre diffuseur d'arômes

L'HE de basilic dynamise vos facultés mentales tout en repoussant les insectes !

camomille allemande

Matricaria camomilla

ANTI-INFLAMMATOIRE • DÉTENTE • CONTRE LA MIGRAINE

La camomille allemande est plus efficace que la camomille romaine, même si ces deux plantes ont des vertus très proches.

partie de la plante utilisée
fleurs
mode d'administration
voie orale et usage externe
s'harmonise bien avec
HE de géranium odorant, lavande, sauge sclarée, ylang-ylang, essence de citron

➔ **Testez** sur votre avant-bras votre préparation à l'HE de camomille avant usage, afin d'éviter tout risque d'allergie.

Propriétés

Anti-inflammatoire
Cicatrisante
Sédative
Analgésique

Principales indications

Usage interne

Migraine : 2 à 3 gouttes d'HE de camomille dans 1 cuillerée de miel dilué dans un demi-verre d'eau tiède 2 ou 3 fois par jour.

Usage externe

Migraine : massez-vous les tempes avec un peu de *lotion calmante*.

Douleurs rhumatismales : massez les articulations douloureuses avec un peu d'*huile de massage à la camomille*. Cette huile soulage aussi les muscles endoloris après un effort intense.

Affections cutanées (urticaire, eczéma...) : appliquez sur les lésions un peu de *lotion calmante*, 2 fois par jour.

Pousées dentaires : ajoutez 1 goutte d'HE de camomille dans 1 cuillerée à café d'huile d'olive et massez-en les gencives des bébés.

BAIN RELAXANT

Dans une base pour bain, ajoutez 5 gouttes de chacune de ces HE : camomille, lavande et géranium odorant. Faites couler votre bain sur ce mélange et restez-y au moins 20 minutes. Ce bain vous détendra, vous fera la peau douce et apaisera aussi d'éventuelles démangeaisons.

Préparations

Lotion calmante : dans une cuillerée à café d'huile végétale, ajoutez 2 gouttes d'HE de camomille.

Huile de massage à la camomille : dans 10 cl d'huile végétale (la meilleure dans ce cas est l'huile macérée de millepertuis[1]), ajoutez 50 gouttes d'HE de camomille et 50 gouttes d'HE de lavande.

1. Pour la préparer vous-même, référez-vous à mon livre *Remèdes maison*, aux éditions Jouvence.

cannelle

Cinnamomum zeylanicum

ANTIFATIGUE • TROUBLES DIGESTIFS • FLATULENCES

Attention de ne pas confondre cette HE de cannelle de haute qualité avec l'*HE de cannelle de Chine* (cinnamomum cassia), beaucoup moins chère, mais de qualité moindre.

partie de la plante utilisée
écorce et feuilles
mode d'administration
surtout par voie orale, mais aussi en diffusion
s'harmonise bien avec
essences de citron, d'orange et de mandarine, HE d'ylang-ylang

➔ **Attention :** ne pas donner aux enfants – ne pas augmenter la dose prescrite.

Propriétés

Stimulant général
Fatigue physique et psychique
Manque de vitalité, surmenage
Antispasmodique
Troubles digestifs : flatulences, diarrhées, atonie et douleurs gastriques
Vermifuge, antiparasitaire
Antivenimeux
Régule les règles

Principales indications

Usage interne

Fatigue physique ou psychique : 1 goutte 3 fois par jour (éventuellement associée à l'HE de ravensare : 1 goutte 3 fois par jour).

Pour les sportifs : 1 goutte d'HE de cannelle + 1 goutte d'HE de girofle 3 fois par jour ou avant l'entraînement.

Colite, alternance de diarrhée et de constipation : 1 goutte d'HE de cannelle + 1 goutte d'essence de citron matin et soir.

Usage externe

Piqûre de guêpe ou d'abeille : appliquez dès que possible 1 ou 2 gouttes d'HE de cannelle pure au niveau de la piqûre. Renouvelez l'application si nécessaire.

Usage vétérinaire : parasitoses (gale et dermatoses dues à la présence de parasites) : mélangez à parts égales de l'HE de cannelle et de l'HE de lavande, et appliquez-en quotidiennement 1 ou 2 gouttes sur les lésions. Cela éloignera aussi puces et tiques.

carotte

Daucus carota

PEAUX SÈCHES ET DÉVITALISÉES • CREVASSES

Cette huile essentielle n'est pas extraite de la racine, mais des fruits épineux de ses ombelles. Riche en carotol, elle régénère et revitalise l'épiderme.

partie de la plante utilisée
semences
mode d'administration
voie cutanée
s'harmonise bien avec
HE de géranium odorant, ylang-ylang, lavande, essence de citron ou d'orange

Propriétés

Revitalise l'épiderme

Régénère la couche basale de la peau

Principales indications

Usage externe

Acné : appliquez une goutte de cette HE pure sur les lésions matin et soir.

Peaux sèches et dévitalisées : matin et soir, appliquez sur le visage quelques gouttes de *lotion à la carotte*.

Crevasses du mamelon pendant l'allaitement : après chaque tétée, appliquez sur le mamelon le mélange suivant : dans 5 ml d'huile de germe de blé, ajoutez 2 gouttes d'HE de carotte, 1 goutte d'HE de ciste et 3 gouttes d'HE de lavande.

Préparation

Lotion à la carotte : dans un flacon, mélangez 15 ml d'huile d'amande douce et 5 ml d'huile de germe de blé. Ajoutez 10 gouttes d'HE de carotte, 5 gouttes d'HE d'ylang-ylang et 5 gouttes d'HE de géranium.

ciste

Cistus ladaniferus

EXCELLENT CICATRISANT • ANTIRIDES • RAFFERMISSANT

Cette huile essentielle est très active ; ses vertus cicatrisantes vous rendront bien des services.

partie de la plante utilisée
rameaux feuillus
mode d'administration
surtout en usage externe

➔ **Ne pas l'appliquer pure**, ni sur une plaie ouverte et suppurante.

Propriétés

Puissant cicatrisant
Antirides
Raffermissant
Antihémorragique

SOIN ANTIRIDES

Vous avez le choix entre deux formules simples :

➔ Ajoutez 1 goutte d'HE de ciste et 1 goutte d'HE de romarin dans votre crème de nuit habituelle et dans vos masques.

➔ Procurez-vous un excipient non gras ou du beurre de karité chez votre pharmacien. Dans 50 g de cette base, ajoutez 3 gouttes d'HE de ciste et 3 gouttes d'HE de romarin. Appliquez une fois par jour sur le visage et sur le cou en remontant vers le haut.

Principales indications

Usage externe

Petites plaies, coupures, entailles : appliquez 1 ou 2 gouttes sur la lésion.

Crevasses : appliquez plusieurs fois par jour un peu de *lotion cicatrisante*.

Hémorroïdes : appliquez localement, aussi souvent que nécessaire, quelques gouttes de lotion antihémorroïdaire (*voir HE de cyprès*).

Saignement de nez : 1 goutte sur un coton à placer dans la narine.

Préparation

Lotion cicatrisante : dans 10 ml d'huile de germe de blé, ajoutez 5 gouttes d'HE de ciste et 5 gouttes d'HE de lavande.

citron

Citrus limonun

PURIFIE L'ATMOSPHÈRE • MAL DES TRANSPORTS • RECONSTITUANT

Comme pour tous les agrumes, on tire du citron par simple expression une essence (et non une huile essentielle puisqu'elle n'est pas obtenue par distillation). Bon marché, cette essence vous rendra bien des services. Cependant, sa durée de conservation étant plus courte que celle des HE, veillez à toujours disposer d'une essence fraîche, dont l'odeur devrait rappeler celle du zeste lorsqu'on le presse entre les doigts. Elle est très appréciée des enfants.

partie de la plante utilisée
zeste

mode d'administration
voie interne, usage externe et en diffusion

s'harmonise bien avec
les autres essences d'agrumes, les HE de romarin, de lavande, de rose, d'ylang-ylang et d'eucalyptus

Propriétés

- Antiseptique et antimicrobien
- Stimulant général
- Régulateur du foie
- Antivomitif
- Renforce les défenses immunitaires
- Tonifie la peau
- Assouplit les articulations
- Améliore la circulation sanguine
- Éloigne mites et fourmis

➔ **Attention :** cette essence est photosensibilisante. Veillez à ne pas l'appliquer sur la peau avant une exposition au soleil.

Principales indications

Usage interne

Mal des transports : 1 goutte d'essence de citron à prendre avant le départ sur un comprimé neutre, vous pouvez renouveler la prise durant le trajet si cela est nécessaire.

Nausées de la grossesse : 2 gouttes au lever, à renouveler plusieurs fois au cours de la journée.

Insuffisance hépatique : après les repas, 1 goutte d'essence de citron + 1 goutte d'HE de menthe poivrée sur un comprimé neutre.

Enfants affaiblis par des rhino-pharyngites à répétition : 1 goutte + 1 goutte d'HE de ravensare dans du miel dilué dans un demi-verre d'eau tiède, 4-5 fois par jour.

Usage externe

Foie fatigué, excès alimentaires : massez-vous l'abdomen (surtout du côté droit) avec un mélange composé de 3 cuillerées à soupe d'huile végétale à laquelle vous ajouterez 10 gouttes d'essence de citron et 10 gouttes d'HE de romarin.

BAIN RÉGÉNÉRATEUR

En cas de fatigue ou d'anémie, ajoutez à l'eau de votre bain 10 gouttes d'essence de citron, 5 gouttes d'HE de lavande et 5 gouttes d'HE d'arbre à thé que vous aurez au préalable mélangées à une base pour bain. Vous en sortirez revigoré !

Antimicrobien : diffusez aussi souvent que possible de l'essence de citron chez vous : son puissant pouvoir antimicrobien vous protégera de la plupart des maladies infectieuses.

UN PUISSANT ANTI-INFECTIEUX

Des études citées par le docteur Valnet[2] montrent que les vapeurs de cette essence neutralisent en un quart d'heure le méningocoque, en une à trois heures le pneumocoque et en deux heures le staphylocoque doré !

Gingivite : massez vos gencives chaque jour avec un mélange composé de 1 cuillerée à café d'huile d'olive et de 5 gouttes d'essence de citron.

Aphtes, mal de gorge : faites des bains de bouche ou des gargarismes avec un demi-verre d'eau tiède dans lequel vous diluerez 1 cuillerée à café de miel additionné de 4 ou 5 gouttes d'essence de citron.

PARFUMEZ VOS DESSERTS

Pensez à parfumer vos desserts (pâtes à gâteaux, flans, sorbets, crèmes) avec quelques gouttes d'essence de citron. Comptez 4 gouttes en moyenne pour 500 g de pâte à gâteau, et 2 gouttes pour 1 litre de crème, un flan ou un sorbet.

Varices et varicosités : quotidiennement, massez doucement vos jambes en remontant vers l'aine avec la *lotion circulatoire*. Cette lotion peut également vous aider si vous avez de la couperose.

Taches brunes : pour atténuer ces taches disgracieuses qui apparaissent avec l'âge, massez votre peau avec la lotion indiquée ci-dessous. L'essence de citron étant photosensibilisante, appliquez cette lotion le soir, pour éviter d'aggraver la situation !

Cellulite : Massez les zones concernées avec cette *huile anticellulite*, après avoir bien activé la circulation locale (par exemple après le bain ou la douche).

Préparations

Lotion circulatoire au citron : ajoutez à 10 cl d'huile végétale 50 gouttes d'essence de citron, 30 gouttes d'HE de cyprès et 30 gouttes d'HE de géranium odorant.

Lotion contre les taches brunes : mélangez à 10 cl d'huile végétale 50 gouttes d'essence de citron, 10 gouttes d'HE d'arbre à thé et 10 gouttes d'HE de géranium odorant.

Huile anticellulite : dans 20 cl d'huile végétale, ajoutez 40 gouttes d'essence de citron, 40 gouttes d'HE de cyprès, 40 gouttes d'HE de genévrier et 20 gouttes d'essence de pamplemousse.

STOP À LA CIGARETTE !

Un bon truc ! Préparez le mélange suivant :
12 gouttes d'essence de citron
8 gouttes d'HE de géranium odorant
4 gouttes d'HE d'hélichryse
Chaque fois que vous avez envie de fumer, respirez cette préparation : cela vous aidera à vous passer de tabac.

2. Aromathérapie, Dr. Jean Valnet, Éditions Vigot.

citronnelle de ceylan

Cymbopogon nardus

CHASSE LES INSECTES • ANTI-INFLAMMATOIRE • RELAXANT

Souvent confondue avec la mélisse ou la verveine, seule la mention de son nom latin vous assurera qu'il s'agit bien de l'huile essentielle de cette graminée vivace, détestée par les moustiques et autres insectes piqueurs.

partie de la plante utilisée
herbe

mode d'administration
surtout en usage externe et par diffusion

s'harmonise bien avec
HE de géranium odorant, de mélisse, de cèdre, de pin, essence de citron

Propriétés

Insecticide (préventif et curatif des piqûres d'insectes)
Anti-inflammatoire
Calmant

Principales indications

Usage externe

Protection contre les insectes : l'été, diffusez régulièrement chez vous de l'HE de citronnelle, à laquelle vous pouvez ajouter de l'HE de géranium – tout autant détestée des insectes. Quelques gouttes d'HE de citronnelle sur votre oreiller vous garantiront une nuit paisible.

Piqûres d'insectes : appliquez directement sur la peau un mélange à parts égales d'HE de citronnelle et de lavande officinale.

Rhumatismes, douleurs musculaires et articulaires : massez les zones douloureuses avec l'*huile antidouleur*.

Préparation

Huile antidouleur : ajoutez à 20 cl d'huile végétale (de préférence huile de millepertuis ou huile de macadamia) 50 gouttes d'HE de citronnelle, 50 gouttes d'HE de genévrier, 30 gouttes d'HE de romarin et 30 gouttes d'HE de menthe poivrée.

➔ **Attention :** l'inhalation de cette HE peut accélérer le rythme cardiaque chez certains. Évitez son utilisation en cas de cardiopathie et chez les femmes enceintes.

EN HIVER AUSSI

Cette HE purifiera votre intérieur en cas d'épidémie, surtout si vous l'associez à un mélange d'HE d'eucalyptus, d'arbre à thé et d'essence de citron. Si vous n'avez pas de diffuseur d'arôme, vous pouvez vous contenter de verser quelques gouttes d'HE sur une coupelle disposée sur un radiateur.

cyprès

Cupressus sempervirens

VARICES • HÉMORROÏDES • BRONCHITE • FATIGUE NERVEUSE

La polyvalence de cette huile essentielle rend sa présence indispensable dans votre trousse d'aromathérapie. Elle éloigne aussi les insectes.

partie de la plante utilisée
rameaux
mode d'administration
voies interne et cutanée
s'harmonise bien avec
HE de lavande, de marjolaine, essences de citron, d'orange et de pamplemousse

Propriétés

Décongestionnant veineux
Vasoconstricteur
Cicatrisant
Antitussif
Mucolytique
Antispasmodique
Tonique du système nerveux et rééquilibrant
Anti-inflammatoire

Principales indications

Usage interne

Varices : prenez 3 fois par jour 1 goutte d'HE de cyprès avec 1 goutte d'HE de romarin sur un comprimé neutre.

Bronchite et trachéite : dans 1 cuillerée à café de miel que vous diluerez dans un demi-verre d'eau tiède, ajoutez 1 goutte d'HE de cyprès + 1 goutte d'HE d'arbre à thé + 1 goutte d'HE de thym. Pour les enfants, remplacez l'HE de thym par de l'essence de citron. Selon les besoins, 2 à 4 fois par jour.

Toux sèche, quintes de toux : 1 goutte d'HE de cyprès + 1 goutte d'HE de myrte sur un comprimé neutre, plusieurs fois par jour si nécessaire.

> Peu courante en dépit de son absence de toxicité, l'*HE de myrte* favorise les expectorations tout en limitant les sécrétions. Aussi est-elle tout à fait indiquée dans les cas de bronchite chronique et d'asthme. On peut l'utiliser aussi bien par voie interne que par voie cutanée (diluée).

Fatigue nerveuse : 1 goutte d'HE de cyprès + 1 goutte d'HE de menthe poivrée 2 fois par jour.

Règles douloureuses : 1 goutte d'HE de cyprès + 1 goutte d'HE de basilic sur un comprimé neutre 2-3 fois par jour.

Troubles de la ménopause : la ménopause est parfois une période éprouvante, en raison du changement hormonal. 1 goutte d'HE de cyprès diluée dans 1 cuillerée à café de miel, à prendre après les repas, vous rendra bonne humeur et joie de vivre !

TOUSSER OU DORMIR ? UNE SOLUTION SIMPLE

Si vous souffrez de toux sèche ou si votre enfant a une coqueluche, déposez sur l'oreiller 3 ou 4 gouttes d'huile essentielle de cyprès : cela réduira les quintes de toux et votre sommeil sera meilleur.

Usage externe

Hémorroïdes : appliquez plusieurs fois par jour si nécessaire quelques gouttes de *lotion antihémorroïdaire*.

Varices : massez vos jambes avec un peu de *lotion antivarices*, toujours en partant des chevilles et en remontant vers les cuisses. Après ce massage, pensez à rester un moment détendue, les jambes surélevées.

Jambes et chevilles gonflées : massez-vous avec un peu de *lotion anti-œdèmes*, de la voûte plantaire à la cheville, puis à l'ensemble de la jambe.

Trachéite et toux sèche : massez-vous la poitrine avec un peu d'*huile au cyprès* plusieurs fois par jour.

Règles douloureuses : massez-vous doucement le bas-ventre et les reins avec une lotion composée de 10 cl d'huile végétale à laquelle vous ajouterez 30 gouttes d'HE de sauge et 30 gouttes d'HE de cyprès.

Préparations

Lotion antihémorroïdaire : dans 10 ml d'huile de macadamia ou de millepertuis, ajoutez 2 gouttes d'HE de ciste + 10 gouttes d'HE de cyprès + 5 gouttes d'HE de gaulthérie.

Lotion antivarices : dans 10 cl d'huile végétale, ajoutez 40 gouttes d'HE de cyprès, 20 gouttes d'essence de citron, 10 gouttes d'HE de romarin, 10 gouttes d'HE de genévrier et 10 gouttes d'HE de lavandin.

Lotion anti-œdèmes : dans 20 ml d'huile végétale, ajoutez 10 gouttes d'HE de cyprès + 10 gouttes d'HE de genévrier + 15 gouttes d'HE de romarin.

Huile au cyprès : dans 15 ml d'huile végétale, mélangez 10 gouttes d'HE de cyprès, de lavande et de ravensare. Vous pouvez aussi y adjoindre 10 gouttes d'HE de myrte en cas de quintes de toux.

➔ **Attention :** il existe plusieurs espèces de cyprès et cette HE est parfois falsifiée avec de l'huile de térébenthine. Ainsi, l'HE de cyprès bleu (*cupressus arizonica*) est très toxique. Assurez-vous de n'acheter que celle dont il est question ici : *cupressus sempervirens*.

COUPEROSE ? PEAU GRASSE ? PENSEZ AU CYPRÈS

Matin et soir, massez délicatement votre visage avec un mélange composé de 10 cl d'huile de noyau d'abricot et de 50 gouttes d'HE de cyprès. Ses vertus astringentes resserreront les pores dilatés et ces petits vaisseaux sanguins disgracieux.

MASQUE DE BEAUTÉ POUR PEAU GRASSE

Préparez un masque à l'argile et au cyprès : recouvrez 4 cuillerées à soupe d'argile verte en poudre avec de l'eau pour en faire une pâte épaisse. Ajoutez 5 gouttes d'HE de cyprès et 5 gouttes d'HE d'arbre à thé. Utilisez pour cela une cuiller (en bois de préférence), et évitez de trop « travailler » l'argile. Appliquez en couche épaisse sur le visage et gardez ce masque pendant un quart d'heure.

eucalyptus radiata

Eucalyptus radiata

BRONCHITE • RHUME • SINUSITE • GRIPPE

Les vertus antiseptiques de l'eucalyptus agissent sur les voies respiratoires, mais aussi dans le cas d'infections urinaires. Cette HE peut également être employée pour lutter contre le diabète et soulager la migraine et les rhumatismes. Cette variété, plus douce qu'*eucalyptus globulus*, est généralement mieux supportée par les enfants.

partie de la plante utilisée
feuilles

mode d'administration
voie orale, mais surtout en usage externe et en diffusion

s'harmonise bien avec
HE de lavande, de genévrier et essence de citron

Propriétés

Décongestionnant respiratoire
Antiseptique respiratoire et urinaire
Calme la toux
Fluidifie les sécrétions bronchiques
Cicatrisant
Chasse les insectes

Principales indications

Usage interne

Infections des voies respiratoires : 2 gouttes (1 pour les enfants) 2-3 fois par jour dans 1 cuillerée à café de miel dilué dans de l'eau chaude ou mieux, dans une tisane de thym. Vous pouvez aussi ajouter à un jus de citron fraîchement pressé 1 goutte d'HE de thym et d'eucalyptus radiata et 1 cuillerée de miel ; diluez le tout dans une grande tasse d'eau chaude (1 ou 2 fois par jour).

Infections urinaires (colibacillose) : 1 ou 2 gouttes 2-3 fois par jour sur un comprimé neutre.

Diabète : 1 goutte 2 fois par jour sur un comprimé neutre.

Usage externe

Rhume, sinusite : appliquez sur les sinus et les ailes du nez quelques gouttes de *lotion à l'eucalyptus*. Ayez sur vous un mouchoir en papier imbibé de cette HE et respirez-le aussi souvent que nécessaire. Diffusez chez vous un mélange d'HE d'eucalyptus associé à quelques gouttes d'HE de romarin.

Bronchite : frictionnez-vous la poitrine avec un mélange à parts égales d'HE d'eucalyptus radiata et de ravensare (vous pouvez aussi le faire sur un enfant). Ou employez quelques gouttes d'*huile hivernale*.

Prévention des maladies de l'hiver : tous les jours, appliquez un peu de *lotion à l'eucalyptus* sur la poitrine, mais aussi sur la gorge, de chaque côté du nez et au niveau des sinus.

Préparations

Lotion à l'eucalyptus : dans 15 ml d'huile végétale, ajoutez 10 gouttes d'HE d'eucalyptus + 10 gouttes d'HE de romarin + 10 gouttes d'HE de ravensare.

Autre inhalation contre le rhume : dans un demi-litre d'eau bouillante, versez 3 gouttes de chacune de ces HE : thym, citron, lavande, eucalyptus, aiguilles de pin.

Huile hivernale : ajoutez à 30 ml d'huile de germe de blé 3 gouttes de chacune des HE suivantes : eucalyptus, marjolaine, thym, ravensare, niaouli.

➔ **À noter :** L'huile essentielle d'*eucalyptus radiata* est spécifique de la sphère rhino-pharyngée, tandis que l'huile essentielle d'*eucalyptus globulus* est, quant à elle, spécifique de la sphère broncho-pulmonaire (pour son utilisation dans le cas de bronchite, voir *HE de ravensare*).

POUR FAIRE TOMBER LA FIÈVRE

Prenez un bain de pieds bien chaud additionné de 10 gouttes d'HE d'eucalyptus préalablement diluée dans une base pour bain. Restez-y une dizaine de minutes.

CONTRE LES INSECTES

Quelques gouttes d'HE d'eucalyptus dans un diffuseur découragent les insectes. Vous pouvez bien sûr y associer de l'HE de citronnelle et de géranium. En randonnée ou à l'extérieur, ayez avec vous un mouchoir en papier imbibé de cette huile essentielle.

EN CAS DE RHUME

Prenez une inhalation aux huiles essentielles. Dans un bol, mettez 3 gouttes d'HE d'eucalyptus radiata, 2 gouttes d'HE de menthe poivrée et 1 goutte d'HE de thym. Versez de l'eau bouillante. Recouvrez-vous la tête d'une serviette au-dessus du bol et respirez profondément les vapeurs aromatiques pendant au moins 5 minutes. Renouvelez autant de fois que nécessaire.

gaulthérie
ou wintergreen
gaultheria procumbens

ENTRAÎNEMENT SPORTIF • TENDINITE • ENTORSE • RHUMATISMES

La gaulthérie possède des vertus que les sportifs connaissent bien. C'est en effet une plante aux puissantes propriétés anti-inflammatoires et antalgiques ; elle est utilisée pour traiter les tendinites et les courbatures, mais aussi les douleurs rhumatismales. Elle est appréciée avant, pendant, ou après l'effort et avec elle, le sportif de haut niveau ne craindra pas les contrôles antidopage !

partie de la plante utilisée
plante entière
mode d'administration
usage externe seulement

Propriétés
Anti-inflammatoire
Antalgique

Principales indications
Usage externe

Tendinite : appliquez sur les régions douloureuses quelques gouttes de cette HE diluée dans un peu d'huile de macadamia ou de millepertuis (l'huile de millepertuis est anti-inflammatoire).

Entorse, douleurs rhumatismales : massez-vous avec une huile composée de 10 gouttes d'HE de gaulthérie + 10 gouttes d'HE de romarin diluées dans 15 ml d'huile végétale (de préférence, huile de millepertuis).

Entraînement sportif, préparation, courbatures : massez-vous avec une huile composée de 10 cl d'huile végétale (de préférence huile de millepertuis) à laquelle vous ajouterez 50 gouttes d'HE de gaulthérie + 50 gouttes d'HE de citronnelle + 50 gouttes d'HE de genévrier + 30 gouttes d'HE de romarin.

genévrier

Juniperus communis

TONUS • INFECTION URINAIRE • RHUMATISMES • CELLULITE

L'HE de baies de genièvre est un excellent tonique, qui favorise le drainage de tout l'organisme. Elle est aussi bonne pour chasser la fatigue que pour éliminer la cellulite et soulager les muscles douloureux.

partie de la plante utilisée
baies et rameaux

mode d'administration
voie interne et usage externe

s'harmonise bien avec
HE de romarin

Propriétés

Tonique général de l'organisme
Favorise la digestion
Apéritif
Dépuratif
Diurétique
Draineur général
Stimule le foie et le pancréas
Antiseptique général, en particulier des voies urinaires
Favorise l'élimination de l'acide urique

Principales indications

Usage interne

Infections urinaires : 2 gouttes de cette HE 2-3 fois par jour sur un comprimé neutre.

Rhumatismes, arthrose : 2 gouttes dans 1 cuillerée de miel dilué dans de l'eau tiède 3 fois par jour.

Drainage de l'organisme : 1 goutte d'HE de genévrier 2 fois par jour.

➔ **En prenant** de l'HE de **genévrier**, ne vous étonnez pas si vos urines prennent un parfum de violette !

APRÈS UN REPAS TROP COPIEUX

Cette HE, qui stimule le foie et la digestion, est fort utile les lendemains de fête. Si vous vous êtes laissé aller à quelques excès, nous vous proposons d'essayer le remède suivant : versez dans une tasse d'eau chaude 1 jus de citron fraîchement pressé et sucrez-le avec une cuillerée à café de miel auquel vous aurez ajouté 2 gouttes d'HE de genévrier. Buvez bien chaud.

Usage externe

Courbatures, douleurs musculaires : frictionnez-vous avec un mélange composé de 100 gouttes d'HE de genévrier diluées dans 10 cl d'huile végétale ou d'huile de millepertuis.

Lumbago, rhumatismes : massez les zones atteintes avec la *lotion au genévrier*. Faites préalablement tiédir la préparation sur un radiateur, pour un meilleur résultat.

Cellulite : frictionnez-vous vigoureusement tous les jours après votre toilette avec la *lotion anticellulite au genévrier*.

HUILE AROMATISÉE AU GENIÈVRE

Excellent condiment, bon pour la santé de toute la famille, vous préparerez aisément cette huile en mélangeant à 1 litre d'huile d'olive vierge de première pression à froid 15 gouttes d'huile essentielle de genévrier. C'est là un moyen simple et agréable de drainer votre organisme.

Préparations

Lotion au genévrier : ajoutez à 10 cl d'huile végétale (de préférence huile de millepertuis) 20 gouttes d'HE de genévrier, 20 gouttes d'HE de lavandin, 10 gouttes d'HE de romarin et 10 gouttes d'HE de ravensare.

Lotion anticellulite au genévrier : ajoutez à 10 cl d'huile de germe de blé 40 gouttes d'essence de citron, 40 gouttes d'HE de cyprès, 40 gouttes d'HE de genévrier.

SAVEUR ET DIGESTION

Pour donner de la saveur à certains aliments et favoriser votre digestion, n'hésitez pas à ajouter 1 ou 2 gouttes d'huile essentielle de genévrier à vos choucroutes et autres plats à base de choux.

CONTRE PUCES ET TIQUES

Quelques gouttes sur le coussin du panier de votre animal lui épargneront puces et tiques, et cela sans danger pour lui.

géranium odorant

Pelargonium graveolens

PROBLÈMES DE PEAU • TROUBLES DIGESTIFS • CHASSE LES INSECTES

Cette variété de géranium (aussi appelée *géranium rosat*) donne une huile essentielle excellente pour apaiser et équilibrer toutes les peaux, sèches ou grasses.

partie de la plante utilisée

parties aériennes (feuilles, fleurs et pédoncules)

mode d'administration

par voie interne, en usage externe et en diffusion

s'harmonise bien avec

essences d'agrumes, HE de lavande, de romarin

Propriétés

Cicatrisant
Astringent
Anti-infectieux cutané
Stimule les corticosurrénales (tonique)
Antiparasitaire
Chasse l'eau excédentaire des tissus
Éloigne les insectes

Principales indications

Usage interne

Fatigue, surmenage : 1 goutte de cette HE 3 fois par jour.

Vers intestinaux (adultes) : prenez 1 goutte de *complexe vermifuge* sur un comprimé neutre le soir pendant trois jours au moment de la pleine lune et de la nouvelle lune.

Vers intestinaux (enfants) : 1 goutte d'HE de géranium, de romarin et de citron dans 1 cuillerée de miel dilué dans un demi-verre d'eau tiède au coucher.

Colite, gastrite : 1 goutte 2-3 fois par jour sur un comprimé neutre, éventuellement associée à de l'HE de basilic.

Usage externe

Acné, psoriasis, eczéma : appliquez sur la peau quelques gouttes d'*huile de beauté au géranium*.

Peau sèche, déshydratée, grasse, etc. : massez doucement votre visage avec quelques gouttes d'*huile de beauté au géranium*. Cette huile équilibre, hydrate et assainit votre peau. Vous pouvez aussi en ajouter à l'eau de votre bain : comptez 15 gouttes diluées dans une base pour bain. Vous en sortirez toute douce et revigorée !

Fatigue : massez-vous le plexus solaire avec un mélange de 5 gouttes d'HE de géranium et de 5 gouttes d'HE de romarin, diluées dans 20 ml d'huile végétale.

Piqûre d'insecte : appliquez directement sur la piqûre une goutte d'HE de géranium (après avoir retiré le dard, bien sûr).

Mastose, seins douloureux : massez-les doucement avec un peu de *lotion apaisante au géranium*. Cette lotion peut également calmer les douleurs dues aux règles.

Préparations

Complexe vermifuge : dans un flacon de verre, versez 5 gouttes des huiles essentielles suivantes : HE de basilic, camomille, citron, citronnelle, eucalyptus, lavande, menthe poivrée, niaouli, sarriette, thym. Agitez pour bien mélanger.

Lotion apaisante : dans 10 cl d'huile végétale, ajoutez 50 gouttes d'HE de géranium, 20 gouttes d'HE de genévrier et 5 gouttes d'HE de sauge.

Huile de beauté : ajoutez 100 gouttes d'HE de géranium à 10 cl d'huile végétale.

PROTÉGEZ VOS MAINS DU FROID

L'hiver, si vous craignez les engelures, pensez à enduire légèrement vos mains d'une huile composée de 20 ml d'huile végétale à laquelle vous ajouterez 10 gouttes d'HE de géranium et 5 gouttes d'essence de citron.

ANTIMOUSTIQUES

En diffusion dans l'atmosphère, cette HE fait fuir les insectes. Vous pouvez aussi en mettre quelques gouttes sur votre oreiller afin de préserver votre sommeil. Elle peut être associée à l'HE de citronnelle.

girofle

Eugenia caryophyllata

HYGIÈNE BUCCALE • DIGESTION • FATIGUE PHYSIQUE ET INTELLECTUELLE

Issue du clou de girofle – bouton séché de la fleur du giroflier (arbre des îles Moluques) –, cette HE est bien connue pour le soulagement qu'elle apporte aux douleurs dentaires. Mais ses vertus ne s'arrêtent pas là !

partie de la plante utilisée
boutons floraux
mode d'administration
voie orale et usage externe
s'harmonise bien avec
HE de lavande, ylang-ylang, basilic, menthe poivrée

Propriétés

Antalgique et antiseptique
Stimulant cérébral
Favorise la digestion
Tonique général
Tonique de l'utérus

Principales indications

Usage interne

Fatigue intellectuelle, mémoire : 1 goutte 2-3 fois par jour sur un comprimé neutre.

Troubles digestifs, flatulences : 2 gouttes dans 1 cuillerée à café de miel dilué dans un demi-verre d'eau chaude, à prendre après les repas.

Infections intestinales ou pulmonaires : 2 gouttes dans du miel 2-3 fois par jour.

Préparation à l'accouchement : trois semaines avant la date prévue, prenez 1 goutte de cette HE + 1 goutte d'essence de citron 2 fois par jour.

Infections dentaires : 1 goutte 3 fois par jour + applications locales.

Usage externe

Douleurs dentaires : 1 goutte d'HE directement sur la dent douloureuse (ou sur un petit morceau de coton à placer au contact de la dent) vous soulagera rapidement.

ANTIMITES

Quelques trucs simples pour chasser les mites de vos placards :
- diffusez-y de temps en temps cette HE ;
- placez-y un mouchoir en papier sur lequel vous en aurez versé quelques gouttes ;
- laissez-y une orange piquée de clous de girofle.

Digestion difficile et mauvaise haleine : massez-vous l'abdomen avec l'*huile de massage à la girofle*.

Préparation

Huile de massage à la girofle : préparez une huile composée de 10 cl d'huile végétale, 20 gouttes d'HE de girofle, 10 gouttes d'HE de menthe poivrée et 5 gouttes d'HE de basilic.

lavande officinale

Lavandula officinalis ou augustifolia

INSOMNIE • NERVOSITÉ • MIGRAINES • VERTIGES

Commune dans le Midi de la France, le docteur Valnet la qualifiait de « plante très précieuse » : c'est dire ses nombreuses vertus et sa polyvalence, qui la rendent indispensable dans toute pharmacie familiale. Non toxique, on peut en outre l'employer sans hésiter chez les enfants, même jeunes (sous réserve de la choisir de haute qualité biologique).

partie de la plante utilisée
sommités fleuries

mode d'administration
voie orale – usage externe – diffusion

s'harmonise bien avec
toutes les HE, en particulier les essences d'agrumes et les HE de fleurs

PROPRIÉTÉS

Sédatif, calmant : régule le système nerveux
Antispasmodique
Analgésique
Antiseptique et bactéricide
Diurétique et sudorifique
Antimigraineux
Tonique cardiaque et tonique général
Vermifuge
Hypotenseur
Augmente le péristaltisme intestinal
Cicatrisant
Insecticide, etc.

PRINCIPALES INDICATIONS

Usage interne

Insomnie, angoisse, nervosité : 2 gouttes 2-3 fois par jour dans du miel dilué dans de l'eau tiède.

Constipation, fatigue, atonie : 2 gouttes dans de l'eau miellée 2-3 fois par jour.

Hypertension : 2 gouttes 3 fois par jour dans du miel dilué dans de l'eau tiède.

POUR CALMER UN ENFANT

Massez-lui doucement le plexus solaire et l'intérieur des poignets avec 1 ou 2 gouttes d'HE de lavande pure ou, s'il s'agit d'un bébé, de 1 cuillerée à café d'huile d'amande douce à laquelle vous aurez ajouté 2 gouttes d'HE de lavande.

Usage externe

Nervosité, claustrophobie... : passez-en 1 ou 2 gouttes sur les tempes et le front.

Vertiges : il est facile de préparer ces fameux sels que respiraient nos arrière-grand-mères en cas de malaise. Lorsque vous sentez venir le vertige, passez-vous le flacon de *sels aux huiles essentielles* sous les narines et respirez-les profondément.

Coup de chaleur : si vous sentez venir le mal de tête et le malaise après une trop longue exposition au soleil ou à la chaleur, trempez un mouchoir dans de l'eau très froide, arrosez-le de quelques gouttes d'HE de lavande et appliquez cette compresse sur votre front. Renouvelez aussi souvent que nécessaire.

Mal de tête, migraine : quelques gouttes de cette HE sur le front, les tempes et la nuque vous détendront. Si vous avez la peau très sensible, diluez l'HE avec un peu d'huile végétale.

Crampes et spasmes : appliquez 4-5 gouttes de cette HE sur les endroits douloureux et massez légèrement.

Piqûres d'insectes, petites plaies : 1 goutte pure sur la lésion soulage immédiatement. Pour un enfant, appliquez cette HE diluée dans un peu d'huile d'amande douce.

Prévention des escarres : à l'aide d'un linge humide, appliquez plusieurs fois par jour sur les zones fragiles ou déjà atteintes, un peu de *vinaigre de lavande*.

Brûlures légères : après avoir refroidi la brûlure avec de l'eau froide (en la passant sous le robinet pendant au moins 5 minutes), appliquez quelques gouttes de *lotion antibrûlures*.

VOUS SENTEZ MONTER LA CRISE D'ANGOISSE ?

Versez 3-4 gouttes d'huile essentielle de lavande sur un mouchoir que vous respirerez aussi souvent que nécessaire.

CONTRE LES MORSURES DE SERPENTS

En cas de morsure de vipère, les propriétés antivenimeuses de la lavande peuvent vous être d'un grand secours, à vous aussi bien qu'à votre chien. Si vous disposez de lavande fraîche, il vous suffit de la froisser entre les doigts et d'en frotter l'endroit de la morsure : le venin est aussitôt neutralisé. Vous pouvez aussi appliquer directement sur l'endroit blessé quelques gouttes d'HE de lavande.

Préparations

Vinaigre de lavande : dans un quart de litre de vinaigre de miel, ajoutez 50 gouttes d'HE de lavande. On peut aussi employer du vinaigre de cidre.

Lotion antibrûlures : dans 15 ml d'huile de millepertuis, ajoutez 15 gouttes d'huile essentielle de lavande + 5 gouttes d'huile essentielle de carotte.

Sels aux huiles essentielles : mettez dans un flacon 4 cuillerées à soupe de gros sel gris et ajoutez-y 20 gouttes d'HE de lavande, 10 gouttes d'HE de menthe poivrée et 3 gouttes d'HE de basilic. Ce flacon doit rester hermétiquement fermé entre deux utilisations.

CONTRE LES POUX

Pour protéger vos enfants de ce fléau, frictionnez-leur chaque matin le cuir chevelu avec du *vinaigre de lavande*.

VOUS AVEZ PRIS FROID ?

Prenez un bain chaud auquel vous ajouterez 20 gouttes d'HE de lavande diluées dans une base pour bain.

VOUS DORMEZ MAL ?

Quelques gouttes d'HE de lavande sur votre oreiller vous détendront, tout en éloignant moustiques et autres insectes.

HUILE RÉGÉNÉRATRICE ANTIRIDES

Cette huile est excellente pour la peau qu'elle assouplit et régénère. C'est aussi un très bon antirides pour le visage. Préparez le mélange suivant, que vous conserverez dans un flacon bien fermé :

• Huile de germe de blé	30 ml
• Huile essentielle de carotte	10 gouttes
• Huile essentielle de géranium	50 gouttes
• Huile essentielle de lavande	10 gouttes
• Huile essentielle de lavandin	10 gouttes
• Huile essentielle de romarin	5 gouttes
• Huile essentielle d'ylang-ylang	10 gouttes

POUR VOS ANIMAUX

Quelques gouttes d'HE de lavande sur le coussin de votre chien ou de votre chat décourageront puces et autres hôtes indésirables. Vous pouvez également ajouter quelques gouttes d'HE de géranium odorant et d'HE de cannelle (*voir aussi* Antipuces pour chiens et chats, *p. 20*).

lavandin abrial

Lavandula hybrida abrialis

NERVOSITÉ • CIRCULATION • DOULEURS MUSCULAIRES

Créé par les abeilles en butinant, le lavandin est un croisement entre la lavande fine et la lavande aspic. Son huile essentielle, un peu plus irritante que celle de la lavande, doit toujours être diluée en cas d'usage externe.

partie de la plante utilisée
sommités fleuries

mode d'administration
surtout en usage externe – voie interne

s'harmonise bien avec
toutes les HE, en particulier les essences d'agrumes et les HE de fleurs

Propriétés

Décontractant musculaire
Anti-inflammatoire
Cicatrisant
Anti-infectieux
Antimycosique
Tonique circulatoire

Principales indications

Usage interne

Nervosité, anxiété : 2 gouttes sur 1 cuillerée de miel dilué dans de l'eau tiède 1 ou 2 fois par jour.

Insomnie : 2-3 gouttes sur 1 cuillerée à café de miel dilué dans une tisane de tilleul ou de passiflore, au coucher.

POUR CHASSER SOUCIS ET TENSIONS

Offrez-vous un petit massage du plexus solaire, de la nuque et des tempes avec cette huile composée : dans 30 ml d'huile végétale, diluez 20 gouttes d'HE de lavande et 20 gouttes d'HE de lavandin. Vous chausserez à nouveau des lunettes roses !

UN BAIN RELAXANT AVANT DE DORMIR

Si vous avez du mal à décompresser après une journée de stress, offrez-vous 20 minutes de détente avant d'aller vous coucher. Dans une base pour bain, diluez 15 gouttes d'HE de lavandin et 10 gouttes d'HE d'oranger amer (encore appelé petit grain bigarade) et faites couler l'eau chaude sur cette préparation.

Usage externe

Troubles circulatoires, varices : massez doucement vos jambes en remontant, avec un peu de *lotion circulatoire au lavandin*.

Douleurs musculaires, crampes : massez vos muscles endoloris avec de l'*huile décontractante*.

Petites plaies : appliquez sur la lésion 1 goutte d'HE de lavandin + 1 goutte d'HE de ciste.

Mycose cutanée : appliquez 2 ou 3 fois par jour quelques gouttes de *lotion antimycose*.

Préparations

Lotion circulatoire au lavandin : ajoutez à 20 ml d'huile de macadamia 10 gouttes de chacune des HE suivantes : lavandin – cyprès – romarin.

Huile décontractante : mélangez dans 30 ml d'huile de millepertuis (de préférence) : 30 gouttes d'HE de lavandin, 10 gouttes d'HE de romarin et 10 gouttes d'HE de genévrier.

Lotion antimycose : dans 15 ml d'huile de macadamia ou de germe de blé, ajoutez 10 gouttes d'HE de lavandin, 10 gouttes d'HE de géranium et 10 gouttes d'HE d'arbre à thé.

HUILE RAFFERMISSANTE POUR LE CORPS

Ajoutez 50 gouttes d'HE de lavandin à 30 ml d'huile de germe de blé. Appliquée après le bain ou la douche, cette huile raffermit un épiderme relâché et revitalise votre peau.

SOIN DE NUIT REVITALISANT

Votre peau est terne et relâchée ? Appliquez tous les soirs cette huile de beauté sur votre visage : dans 10 cl d'huile de germe de blé, mélangez 50 gouttes d'HE de lavandin et 50 gouttes d'HE de géranium odorant.

lemon-grass

Cymbopogon citratus

CELLULITE • RÉTENTION D'EAU

Cette plante aromatique tropicale est également appelée verveine des Indes. Elle est très utilisée dans l'industrie pharmaceutique et en parfumerie. Elle est en effet d'un parfum très agréable, et vous l'apprécierez en diffusion dans l'atmosphère, à la maison ou en voiture, pour dissiper les mauvaises odeurs. Elle a aussi pour propriété d'éloigner les parasites du pelage de vos animaux familiers.

partie de la plante utilisée
feuilles

mode d'administration
surtout en usage externe et en diffusion

s'harmonise bien avec
toutes les essences d'agrumes
et les HE de fleurs

Propriétés

Diurétique
Anti-inflammatoire
Parasiticide

Principales indications

Usage externe

Cellulite, culotte de cheval : massage appuyé des zones concernées 2 fois par jour avec quelques gouttes de *lotion anticellulite*.

Préparation

Lotion anticellulite : dans 5 cl d'huile de macadamia ou d'huile de noyau d'abricot, ajoutez 60 gouttes d'HE de lemon-grass + 50 gouttes d'HE de romarin + 50 gouttes d'HE de géranium odorant.

CONTRE TIQUES ET PUCES

Cette HE peut être employée seule, ou en association avec les autres HE anti-insectes (cannelle, lavande, géranium...), pour protéger vos animaux des parasites.

mandarine

Citrus reticulata

ENFANTS NERVEUX • IDÉES NOIRES • PRÉVENTION DES VERGETURES

Cette essence au parfum délicieux apprécié des enfants peut être utilisée aussi bien en diffusion dans l'atmosphère que pour agrémenter vos desserts. Il existe ainsi de nombreuses façons de bénéficier de ses vertus apaisantes.

partie de la plante utilisée
zestes
mode d'administration
voie orale – usage externe – diffusion
s'harmonise bien avec
HE de cannelle, basilic, girofle
et toutes les essences d'agrumes

➔ **Attention :** cette essence est photosensibilisante. Évitez l'usage externe avant de vous exposer au soleil !

Propriétés

Calmant
Améliore la digestion
Antivergetures

Principales indications

Usage interne

Enfants nerveux, qui dorment mal : 1 goutte dans un peu de miel dilué dans un demi-verre d'eau tiède 2-3 fois par jour.

Insomnie : sucrez votre tisane du soir (tilleul, passiflore, lavande, camomille) avec 1 cuillerée de miel additionnée de 2 gouttes d'essence de mandarine.

➔ **Idée :** pensez à en parfumer vos desserts (pâte à crêpes, crèmes, flans, gâteaux) !

BAIN RELAXANT À LA MANDARINE

Votre enfant n'arrive pas à se calmer en rentrant de l'école ? Donnez-lui un bain à la mandarine : 5 gouttes d'essence de mandarine + 5 gouttes d'HE de lavande + 2 gouttes d'HE d'oranger amer (petit grain bigarade) diluées dans de la base pour bain. Une fois que vous l'aurez séché, vous pourrez aussi lui frictionner le dos avec quelques gouttes d'HE de lavande et d'essence de mandarine diluées dans un peu d'huile végétale.

Usage externe

Enfants agités : en diffusion dans l'atmosphère, cette essence les apaise et les prépare au sommeil.

Prévention des vergetures : dès le début de la grossesse, ou si vous craignez l'apparition de vergetures au cours d'une cure minceur, massez-vous quotidiennement le ventre, les cuisses et les seins avec de l'huile antivergetures.

Préparation

Huile antivergetures : dans 10 cl d'huile de germe de blé, ajoutez 50 gouttes d'essence de mandarine, 30 gouttes d'essence de citron et 20 gouttes d'HE de géranium odorant.

marjolaine

Origanum majorana

ANTIDÉPRESSEUR • RÉGULARISE L'APPÉTIT • INFECTIONS ORL

Originaire du bassin méditerranéen, la marjolaine est appréciée pour ses qualités condimentaires et ses propriétés médicinales. C'est un excellent tonique du système nerveux, qu'elle contribue à rééquilibrer. Elle est beaucoup utilisée en cas d'infections ORL et son emploi prémunit de bien des infections hivernales. C'est aussi un fortifiant très efficace. Enfin, elle stimule les appétits capricieux et soigne l'appareil digestif lorsqu'il est fatigué.

partie de la plante utilisée
plante fleurie

mode d'administration
voie orale – usage externe

s'harmonise bien avec
HE de lavande, de camomille, de cyprès, d'eucalyptus, d'arbre à thé

Propriétés

- Neurotonique
- Antidépresseur
- Immunostimulant (surtout dans le cas d'infections ORL)
- Stimulant gastrique
- Régulateur de l'appétit
- Bactéricide puissant
- Fortifiant

Principales indications

Usage interne

Rhino-pharyngite, sinusite : 1 goutte d'HE de marjolaine + 1 goutte d'HE de ravensare + 1 goutte d'HE d'arbre à thé dans 1 cuillerée à café de miel dilué dans de l'eau tiède, 3 fois par jour.

Manque d'appétit, mauvaise digestion, fatigue : 1 goutte + 1 goutte d'HE de basilic avant les repas, 2 fois par jour.

BAIN FORTIFIANT

En cas de fatigue, manque d'énergie, convalescence, quelques gouttes d'HE de marjolaine (préalablement diluées dans une base pour bain) feront merveille !

menthe poivrée

Mentha piperata

MAL DES TRANSPORTS • DIGESTION • VERTIGES • FLATULENCES

Cette HE agit rapidement. Polyvalente, elle vous rendra bien des services. Le docteur Valnet l'indiquait aussi bien dans les cas d'aérophagie et de flatulence que pour lutter contre les palpitations, les vertiges ou les intoxications alimentaires, soulager la migraine ou les règles douloureuses, calmer l'asthme ou la bronchite. Choisissez-la toujours d'excellente qualité.

partie de la plante utilisée
plante entière

mode d'administration
voie orale – usage externe

s'harmonise bien avec
HE d'eucalyptus, de marjolaine, de lavande, de romarin, essence de citron

➔ **Déconseillée** aux enfants de moins de 5 ans. Il est en outre préférable de l'utiliser surtout en association avec d'autres huiles essentielles.

➔ **Déconseillée si vous suivez un traitement homéopathique** : elle le rendrait inefficace.

Propriétés

Antiseptique général (surtout intestinal)
Tonique général
Antalgique
Antinausées
Stomachique
Vermifuge
Parasiticide
Éloigne les insectes

Principales indications

Usage interne

Dans tous les cas indiqués ci-dessus : 2 gouttes 2 ou 3 fois par jour dans une cuillerée de miel dilué dans un demi-verre d'eau tiède.

Mal des transports, nausées : 1 goutte de cette HE sur un sucre que vous laisserez fondre en bouche.

Troubles digestifs, flatulences : 1 goutte + 1 goutte d'HE de girofle sur un comprimé neutre, 1 ou 2 fois par jour.

Usage externe

Maux de tête, migraine : appliquez une goutte de cette HE sur le front et les tempes, ou versez-en quelques gouttes dans un diffuseur.

CHOC ÉMOTIONNEL

Quelqu'un vient de recevoir une nouvelle qui l'a bouleversé et se trouve sous le choc ? Pour l'aider à reprendre ses esprits, faites-lui respirer un mouchoir en papier sur lequel vous aurez versé quelques gouttes d'huile essentielle de menthe poivrée.

CONTRE LES MOUSTIQUES

Les moustiques et autres insectes n'apprécient pas plus cette HE que l'HE de citronnelle ou les HE de géranium et d'eucalyptus. Vous pouvez toutes les associer dans votre diffuseur d'arôme.

Jambes douloureuses après un effort prolongé (course à pied, marche...) : frictionnez-les avec un mélange composé de 10 cl d'huile camphrée additionnée de 50 gouttes d'HE de menthe.

Mauvaise haleine : après vous être brossé les dents, rincez-vous la bouche avec un demi-verre d'eau additionnée d'une goutte d'HE de menthe poivrée.

SI VOUS DEVEZ CONDUIRE DE LONGUES HEURES

Pensez à verser quelques gouttes d'huile essentielle de menthe poivrée sur le tableau de bord de votre voiture, ou imprégnez-en un mouchoir en papier que vous introduirez dans la ventilation : cela vous tiendra en éveil, stimulera votre attention et atténuera la fatigue.

niaouli

Melaleuca quinquenervia

GRIPPE • HERPÈS • INFECTIONS INTESTINALES ET URINAIRES

Cet arbre, originaire de Nouvelle-Calédonie, y est utilisé depuis toujours pour ses vertus désinfectantes – entre autres pour purifier l'eau. Son huile essentielle vous sera utile en mille occasions, que ce soit pour désinfecter une coupure, soigner une infection urinaire tenace ou dégager un nez bouché.

partie de la plante utilisée
feuilles
mode d'administration
voie orale – usage externe
s'harmonise bien avec
HE de menthe poivrée, de thym et de lavande

Propriétés

Puissant désinfectant
Anti-infectieux, antibactérien et antiviral
Expectorant
Antispasmodique
Stimule les défenses immunitaires
Antirhumatismal
Analgésique
Vermifuge

Principales indications

Usage interne

Bronchite, grippe, coqueluche, asthme : 2 gouttes d'HE dans 1 cuillerée à café de miel dilué dans de la tisane de thym ou de bouillon blanc, 2-3 fois par jour.

Infections intestinales et urinaires (cystite) : 2 gouttes d'HE dans une cuillerée à café de miel dilué dans une tisane de thym, 3 fois par jour.

Usage externe

Petites plaies, brûlures légères : désinfectez-les en y appliquant quelques gouttes de *lotion désinfectante*.

Rhume : si vous avez le nez bouché, versez sur un mouchoir quelques gouttes d'HE de niaouli, de thym et d'eucalyptus, dont vous respirerez les vapeurs aussi souvent que nécessaire.

Bronchite, laryngite, grippe : frictionnez-vous la poitrine et le haut du dos avec *l'huile de massage au niaouli*.

Otite : appliquez délicatement autour de l'oreille 2 gouttes d'HE de niaouli + 2 gouttes d'HE de romarin diluées dans quelques gouttes d'huile d'olive.

Douleurs dentaires (en attendant un rendez-vous chez le dentiste) : une dent cariée vous fait souffrir ? Après vous être brossé les dents, rincez-vous la bouche avec la lotion suivante : 5 gouttes d'HE de niaouli + 5 gouttes d'HE de girofle diluées dans 2 cuillerées à café d'alcool fort (vodka, whisky, cognac), que vous recracherez ensuite. La douleur va rapidement se calmer.

Herpès : 1 goutte d'HE de niaouli + 1 goutte d'HE de ravensare, localement (action préventive et curative).

Acné : massez-vous le visage avec quelques gouttes de *lotion désinfectante*.

Préparations

Lotion désinfectante : mélangez 50 gouttes d'HE de niaouli et 50 gouttes d'HE d'arbre à thé à 10 cl d'huile végétale.

Huile de massage au niaouli : dans 10 cl d'huile végétale, mélangez 30 gouttes d'HE de niaouli, 20 gouttes d'HE d'eucalyptus et 20 gouttes d'HE de ravensare.

POUR ATTÉNUER LES CICATRICES

Massez-les tous les jours avec un peu de lotion composée de 10 cl d'huile de germe de blé à laquelle vous ajouterez 5 gouttes d'HE de niaouli, 5 gouttes d'HE de mandarine, 5 gouttes d'HE de géranium odorant, 5 gouttes d'HE de ciste.

POUR FAVORISER LA CONCENTRATION

Certaines huiles essentielles favorisent le travail intellectuel, stimulent la mémoire et soutiennent la concentration. Le niaouli en fait partie. À l'aide d'un diffuseur d'arômes, laissez diffuser pendant quelques instants dans la pièce où vous travaillez un mélange composé des huiles essentielles suivantes : niaouli, eucalyptus, thym et lavande.

oranger amer
petit grain bigarade
Citrus aurantium

FATIGUE NERVEUSE • INSOMNIE • SYNDROME PRÉMENSTRUEL

Cette huile essentielle est extraite des feuilles d'un arbre appelé bigaradier ou oranger amer. On tire de ses fleurs la célèbre « eau de fleur d'oranger » qu'utilisaient nos grands-mères pour combattre la mauvaise digestion aussi bien que les troubles nerveux. L'HE de petit grain bigarade entre aussi dans la fabrication de l'eau de Cologne.

partie de la plante utilisée
feuilles
mode d'administration
voie orale – usage externe
s'harmonise bien avec
toutes les essences d'agrumes

Propriétés

Antispasmodique
Calmant, sédatif
Digestif
Anti-inflammatoire
Tonicardiaque
Régénérant de la peau
Harmonise le rythme cardiaque

Principales indications

Usage interne

Angoisse, insomnie nerveuse : au coucher, 1 goutte d'HE d'oranger amer + 1 goutte d'HE de basilic dans un peu de miel avec lequel vous sucrerez une tisane de passiflore, d'aubépine ou de tilleul.

Mauvaise digestion due au stress : après le repas, prenez 1 goutte d'HE d'oranger amer + 1 goutte d'HE de basilic sur un comprimé neutre ou dans une cuillerée à café de miel destiné à sucrer un thé à la menthe.

Syndrome prémenstruel : 1 goutte de cette HE 2-3 fois par jour pendant la période qui précède les règles vous aidera à vous détendre.

➔ **Mise en garde :** cette HE est photosensibilisante, évitez d'en appliquer sur votre peau avant une exposition au soleil.

Usage externe

Spasmophilie, nervosité, palpitations, enfant nerveux, syndrome prémenstruel : utilisez un peu d'*huile de massage apaisante* par légers massages sur les tempes, la nuque, le plexus solaire, les poignets et, si possible, la colonne vertébrale.

Antistress : massez le plexus solaire des petits avec quelques gouttes de *lotion à l'oranger*, dont ils apprécient le parfum.

Soin de la peau anti-âge : employez aussi cette *lotion à l'oranger* en soin du visage pour nourrir la peau et la régénérer.

Acné, furoncles : appliquez localement 1 goutte de cette HE + 1 goutte d'HE de géranium odorant.

HUILE ESSENTIELLE DE SAUGE

Outre ses nombreuses propriétés, cette huile essentielle est réputée pour combattre la transpiration excessive. Réservez-la cependant à l'usage externe (à trop forte dose, elle peut être toxique par voie interne).

Préparations

Huile de massage apaisante : dans 10 cl d'huile de germe de blé ou de noyau d'abricot, ajoutez 40 gouttes d'HE d'oranger amer, 20 gouttes d'HE de lavande, 20 gouttes d'HE de lavandin et 20 gouttes d'HE de ravensare.

Lotion à l'oranger : préparez une lotion avec 5 cl d'huile de germe de blé ou de noyau d'abricot à laquelle vous ajouterez 20 gouttes d'HE d'oranger amer et 15 gouttes d'essence de mandarine.

VOUS TRANSPIREZ TROP ?

Essayez cette préparation au parfum agréable. Préparez une lotion composée de 5 cl d'huile de noyau d'abricot (elle pénètre bien), 30 gouttes d'HE d'oranger amer, 20 gouttes d'essence de citron et 10 gouttes d'HE de sauge. Appliquez cette lotion sur vos aisselles et essuyez le surplus avec un mouchoir en papier. Avant de vous habiller, attendez quelques minutes que la lotion ait bien pénétré[3].

PEAU GRASSE

Les HE d'oranger amer et de géranium odorant sont excellentes dans le cas d'une peau grasse. Appliquez matin et soir quelques gouttes d'une lotion composée de 10 gouttes d'HE d'oranger amer + 10 gouttes d'HE de géranium odorant dans 20 ml d'huile de macadamia ou de germe de blé.

3. Cette préparation est tirée de la revue *Belle-Santé*, hors-série n° 2.

origan

Origanum beacleoticum

AÉROPHAGIE • VOIES RESPIRATOIRES • CELLULITE

Couramment utilisée comme condiment alimentaire dans le sud de la France, cette plante aromatique est un puissant désinfectant, qui dégage les voies respiratoires ; cerise sur le gâteau, elle vous aide à retrouver un ventre plat !

partie de la plante utilisée
parties aériennes
mode d'administration
voie orale – usage externe (uniquement diluée)
s'harmonise bien avec
HE de lavande, romarin et citronnelle

- **Ne jamais utiliser** l'HE d'origan pure sur la peau – elle est irritante.
- **Par voie interne** toujours la prendre bien diluée.
- **Déconseillée** aux femmes enceintes.

Propriétés

Puissant désinfectant
Bactéricide, antiseptique
Améliore la digestion
Sédatif
Dégage les voies respiratoires

HUILE AROMATISÉE À L'ORIGAN

Dans un demi-litre d'huile d'olive vierge de première pression à froid, ajoutez 20 gouttes d'HE d'origan. Employez cette huile dans vos crudités et pour assaisonner vos plats de pâtes, de poissons ou vos pizzas.

Principales indications

Usage interne

Aérophagie, flatulences : 2 gouttes d'HE d'origan diluées dans 1 cuillerée à café de miel. Employez-la pour sucrer un thé à la menthe.

Bronchite, asthme : 2 gouttes dans une cuillerée de miel à diluer dans un verre d'eau chaude, 2 ou 3 fois par jour.

Usage externe

Cellulite : massez tous les jours, en profondeur pendant quelques minutes, les zones infiltrées avec la *lotion anticellulite à l'origan*.

Pour un ventre plat : massez quotidiennement votre ventre avec un peu de *lotion « ventre plat »* : elle vous aidera à mieux éliminer et digérer.

Préparations

Lotion anticellulite à l'origan : dans 20 cl d'huile de germe de blé, ajoutez 30 gouttes des huiles essentielles suivantes : origan, genièvre, cyprès et citron.

Lotion « ventre plat » : mélangez à 10 cl d'huile de germe de blé 20 gouttes d'HE d'origan, 20 gouttes d'HE de genièvre et 10 gouttes d'HE de lavandin. Conservez cette lotion dans un flacon bien fermé.

ravensare

Ravensara aromatica

GRIPPE • INFECTIONS ORL • FATIGUE • ZONA

Non toxique, cette huile essentielle au parfum frais est absolument… essentielle dans toute pharmacie familiale. Elle est en effet dotée de nombreuses vertus qui vous rendront d'innombrables services, aussi bien pour traiter les infections des voies respiratoires que pour prémunir contre la grippe en cas d'épidémie, pour vous remonter en cas de fatigue ou vous rendre la joie de vivre en cas de petit coup de blues.

partie de la plante utilisée
feuilles

mode d'administration
voie orale – usage externe – par diffusion

s'harmonise bien avec
HE d'eucalyptus, niaouli, cyprès, romarin, lavande et toutes les essences d'agrumes

Propriétés

Anti-infectieux (surtout des voies respiratoires)
Antiviral
Tonique
Stimulant du système immunitaire
Rééquilibrant du système nerveux
Antispasmodique
Antalgique

Principales indications

Usage interne

Début de grippe : 2 gouttes d'HE de ravensare + 1 goutte d'HE d'arbre à thé dans 1 cuillerée à café de miel dilué dans une tisane de thym, 2-3 fois par jour.

État dépressif : 1 goutte d'HE de ravensare + 1 goutte d'HE de cannelle 2 fois par jour dans un peu de miel dilué dans de l'eau tiède ou une tisane.

Prévention des infections : 2 gouttes d'HE de ravensare + 1 goutte d'HE d'arbre à thé dans 1 cuillerée à café de miel dilué dans une tisane de thym 2-3 fois par jour.

Fatigue générale : 2 gouttes d'HE de ravensare dans 1 cuillerée à café de miel dilué dans 1 tisane de romarin.

EN CAS D'ÉPIDÉMIE DE GRIPPE

Ou si vous avez quelqu'un de malade à la maison : diffusez chez vous des huiles essentielles de ravensare, de citron et de niaouli.

Usage externe

État grippal : frictionnez les avant-bras, la nuque et la poitrine du malade avec un mélange composé de 20 ml d'huile végétale, 30 gouttes d'HE de ravensare et 30 gouttes d'HE de niaouli.

Rhino-pharyngite, bronchite : frictionnez la poitrine et le dos du malade avec un mélange composé de 20 ml d'huile végétale + 30 gouttes d'HE de ravensare + 10 gouttes d'HE d'eucalyptus globulus (de préférence à *eucalyptus radiata* dans le cas de bronchite).

Herpès : appliquez dès que possible 1 goutte d'HE de ravensare + 1 goutte d'HE de niaouli sur la lésion (préventif et curatif).

Zona : appliquez sur la région atteinte la *lotion antivirale*, par léger massage.

➔ **En cas de zona ophtalmique**, prenez bien garde de ne pas mettre cette lotion dans l'œil.

Insomnie : essayez de vous masser le plexus solaire et les poignets avec quelques gouttes d'HE de ravensare et d'HE de lavande diluées dans un peu d'huile végétale.

Préparation

Lotion antivirale : dans 10 cl d'huile végétale (de préférence huile de millepertuis), ajoutez 50 gouttes d'HE de ravensare, 30 gouttes d'HE de lavande, 30 gouttes d'HE de niaouli, 30 gouttes d'HE d'arbre à thé et 20 gouttes d'HE de géranium odorant.

BAIN PRÉVENTIF

En cas d'épidémie (grippe, varicelle ou autre), prenez régulièrement un bain chaud enrichi des huiles essentielles suivantes, que vous aurez au préalable diluées dans une base pour bain : 10 gouttes d'HE de ravensare, de niaouli, d'eucalyptus radiata et de lavande. Après vous être soigneusement séché la peau, frictionnez-vous vigoureusement avec un peu de *lotion antivirale*.

romarin

Rosmarinus officinalis
(de préférence s.b. 1,8 cinéole)

INSUFFISANCE HÉPATIQUE • RHUMATISMES • FATIGUE PHYSIQUE OU INTELLECTUELLE

Polyvalente, cette huile essentielle est d'utilisation aisée et fréquente, surtout en usage externe.

partie de la plante utilisée
rameaux

mode d'administration
surtout en usage externe – par voie orale avec précaution – en diffusion dans l'atmosphère

s'harmonise bien avec
HE de lavande, thym, basilic, menthe poivrée, citronnelle, cannelle, essence d'oranger amer

→ **Déconseillée** aux femmes enceintes, aux personnes souffrant d'hypertension et en usage interne en cas d'épilepsie : l'huile essentielle de romarin absorbée en quantité exagérée peut déclencher une crise. Aucun risque en usage externe.

Propriétés

Tonique circulatoire
Tonique hépato-biliaire
Tonique général
Tonique musculaire
Stimule l'intellect, la mémoire
Antalgique
Expectorant
Anti-œdèmes
Aphrodisiaque (selon certains)

Principales indications

Usage interne

Fatigue hépatique : 1 goutte sur 1 cuillerée à café de miel dilué dans une tisane chaude (camomille ou mélisse) 2-3 fois par jour.

Migraine, vertiges, digestion difficile : après les repas, 2 gouttes dans 1 cuillerée à café de miel dilué dans un demi-verre d'eau tiède.

Rétention d'eau : 1 goutte + 1 goutte d'HE de genévrier + 1 goutte d'HE de géranium odorant dans 1 cuillerée à café de miel dilué dans un demi-verre d'eau tiède ou dans une tasse de thé vert, 2-3 fois par jour.

Infections intestinales : 1 goutte d'HE de romarin + 1 goutte d'HE de cannelle + 1 goutte d'HE d'arbre à thé dans 1 cuillerée à café de miel dilué dans une tisane de thym, 3-4 fois par jour.

Usage externe

Douleurs articulaires, rhumatismes : massez vos articulations avec un peu de *lotion au romarin*.

Sciatique : massez-vous la jambe le long du trajet douloureux avec un peu d'*huile de massage lavande, genévrier et romarin*.

Cellulite : voir *lotion anticellulite*, p. 45.

Poussées dentaires : 1 goutte d'HE de romarin en massage sur la joue.

POUR STIMULER LA MÉMOIRE

Mettez à diffuser près de votre bureau quelques gouttes d'huile essentielle de romarin : vos facultés intellectuelles s'en trouveront dynamisées !

PRÉPARATIONS

Lotion au romarin : mélangez à 10 cl d'huile végétale (de préférence huile de millepertuis) 50 gouttes d'HE de romarin + 30 gouttes d'HE de gaulthérie + 30 gouttes d'HE de lavande + 30 gouttes d'HE de lavandin.

Huile de massage lavande, genévrier et romarin : dans 10 cl d'huile de millepertuis (de préférence), ajoutez 50 gouttes d'HE de lavande, 20 gouttes d'HE de genévrier et 15 gouttes d'HE de romarin.

BAIN TONIQUE AU ROMARIN

Vous rentrez fatigué après une longue journée de travail ? Offrez-vous un bon bain chaud auquel vous ajouterez 10 gouttes d'HE de romarin, 10 gouttes d'HE de lavande et 10 gouttes d'essence de citron – le tout préalablement dilué dans une base pour bain.

HUILE ANTIRIDES AU ROMARIN

L'HE de romarin est astringente et antirides. Vous pouvez préparer une huile composée de 30 ml d'huile de macadamia à laquelle vous ajouterez 10 gouttes d'HE de romarin + 20 gouttes d'HE de géranium (contre les pores dilatés) + 3 gouttes d'HE de ciste.

POUR VOS CRUDITÉS

Préparez vous-même une excellente *huile aromatisée au romarin*, destinée à l'assaisonnement de vos crudités, mais aussi de vos plats de céréales (riz, pâtes) : mélangez à un 1/2 litre d'huile d'olive vierge de première pression à froid 20 gouttes d'huile essentielle de romarin.

POUR LES CHEVEUX GRAS

Après votre shampoing, rincez-vous une dernière fois les cheveux avec cette lotion : dans 1 cuillerée à soupe de vinaigre de cidre, diluez 2 gouttes d'HE de romarin ; versez ce mélange dans 1 litre d'eau chaude.

➔ **Remarque** : toutes les huiles essentielles de romarin ne sont pas équivalentes. Chaque variété présente des qualités particulières, qu'il est utile de connaître :

- **le romarin de France** (spécificité biochimique s.b. camphre) est surtout tonicardiaque, mais il est trop riche en camphre, ce qui le rend quelque peu hépatotoxique ;
- **le romarin de Corse** (spécificité biochimique acétate de bornyle, verbénone) exerce au contraire une excellente action sur la sphère hépatique ;
- **le romarin d'Afrique du Nord** (spécificité biochimique s.b. 1,8 cinéole) convient à tous les cas : c'est celui qu'il est conseillé de choisir. Il est reconnaissable à son odeur fraîche et légèrement camphrée.

thym vulgaire

Thymus vulgaris
(de préférence s.b. linalol)

FORTIFIANT • CONTRE LA TOUX • AIDE À SOIGNER LES RHINO-PHARYNGITES

Cette remarquable huile essentielle vous rendra de grands services. Choisissez de préférence la spécificité biochimique **à linalol**, plus facile d'emploi, surtout pour les enfants. La spécificité **à thymol**, intéressante elle aussi, est hépatotoxique à forte dose et plus caustique pour la peau. Le thym est l'une des plantes qui possèdent le plus de propriétés : on peut l'employer comme traitement de base dans la plupart des cas.

partie de la plante utilisée
plante fleurie
mode d'administration
voie orale – usage externe
s'harmonise bien avec
HE de genièvre, lavande, romarin, marjolaine, essence de citron

Propriétés

Puissant désinfectant (surtout des voies respiratoires et digestives)
Tonique général
Stimulant du système immunitaire
Antitussif
Neurotonique et stimulant psychique
Antispasmodique
Emménagogue
Vermifuge

→ **Déconseillée** aux femmes enceintes, aux personnes souffrant d'hypertension, d'hyperthyroïdie, ainsi qu'en cas d'épilepsie (*surtout la variété à thymol*).

→ **Usage externe :** ne jamais utiliser l'huile essentielle de thym à thymol pure sur la peau : elle est irritante.

→ **Par voie interne :** mélangez toujours l'huile essentielle de thym à du miel que vous diluerez ensuite dans de l'eau chaude ou dans une tisane chaude.

Principales indications

Usage interne

Toutes maladies infectieuses : prenez 3 fois par jour 2 gouttes d'HE de thym dans 1 cuillerée à café de miel que vous diluerez ensuite dans de l'eau chaude – ou mieux, dans une tisane chaude adaptée.

Asthénie physique et psychique : 1 goutte d'HE de thym + 1 goutte d'HE de romarin 2-3 fois par jour (adultes seulement).

Anémie, hypotension : 1 goutte + 1 goutte d'HE de romarin 2 fois par jour.

Infections intestinales et urinaires : 2 gouttes d'HE de thym dans du miel dilué dans une tisane chaude (par exemple, romarin), 3 fois par jour.

Affections dues au refroidissement (grippe, bronchite, angine...) : 1 goutte + 1 goutte d'HE de cyprès 4-5 fois par jour dans 1 cuillerée de miel servant à sucrer une tisane de sauge ou de romarin.

Vous avez pris froid ? Vous êtes fatigué ?

Nous n'insisterons jamais assez sur les vertus du bain. Délassant, décontractant, antistress, il peut aussi, comme c'est le cas ici, vous éviter de voir un banal petit coup de froid se terminer en vraie affection ORL. N'attendez pas : offrez-vous un bain chaud auquel vous ajouterez 5 gouttes de chacune des huiles essentielles suivantes, diluées dans une base pour bain : HE de thym, d'origan, de romarin et de lavande. Ce bain anti-infectieux et antifatigue peut être employé de manière préventive, car il stimule les défenses naturelles de l'organisme.

Rhino-pharyngite des enfants : 1 goutte d'HE de thym + 1 goutte d'HE de ravensare dans 1 cuillerée de miel servant à sucrer une tisane chaude de sauge ou de romarin, 4-5 fois par jour.

Bronchite, toux des enfants : 1 goutte d'HE de thym + 1 goutte d'HE de cyprès dans 1 cuillerée de miel servant à sucrer une tisane de sauge ou de romarin.

Fatigue à la suite d'une infection : 1 goutte d'HE de thym + 1 goutte d'essence de citron + 1 goutte d'HE d'aneth 3 fois par jour sur du miel servant à sucrer une tisane de romarin.

Flatulences : 1 goutte d'HE de thym + 1 goutte d'HE de basilic 2 fois par jour après les repas, dans 1 cuillerée à café de miel dilué dans une tisane de mélisse ou un thé à la menthe.

Usage externe

Rhumatismes : massez les articulations douloureuses avec une huile composée de 10 gouttes d'HE de thym + 10 gouttes d'HE de genévrier mélangées à 15 ml d'huile végétale (de préférence huile de millepertuis).

Infections intestinales et urinaires : prenez un bain bien chaud (ou à température montante) auquel vous ajouterez 20 gouttes d'HE de thym et 20 gouttes d'HE de genévrier diluées dans une base pour bain. Restez dans ce bain une vingtaine de minutes, puis couchez-vous bien couvert pendant une bonne demi-heure, afin de transpirer.

Toux, bronchite, grippe... : massez-vous la poitrine, la nuque, et si possible le haut du dos et les ailes du nez avec un peu de *lotion antigrippe* ou d'*huile hivernale* (voir p. 33 et p. 61).

Préparation

Lotion antigrippe : dans 10 cl d'huile végétale, ajoutez 20 gouttes d'HE de thym, 20 gouttes d'HE d'eucalyptus radiata, 10 gouttes d'HE de niaouli, 10 gouttes d'HE de ravensare et 10 gouttes d'HE de cyprès.

DANS UN DIFFUSEUR D'ARÔMES

L'huile essentielle de thym placée dans un diffuseur d'arômes ou sur une coupelle disposée sur un radiateur vous aidera à mieux respirer en cas de bronchite, d'asthme ou toute autre affection respiratoire. En cas d'épidémie de grippe ou si vous avez un malade à la maison, elle purifie l'atmosphère. Elle contribue aussi à redonner de l'énergie à toute la famille. Attention cependant à ne la diffuser que durant quelques minutes, car elle est irritante.

CHEVEUX TERNES ET CASSANTS ?

Ajoutez 2 gouttes d'HE de thym dans la dose de shampooing que vous comptez utiliser, puis rincez-les avec du vinaigre de thym (3 gouttes d'HE dans 2 cuillerées à soupe de vinaigre de cidre) que vous diluerez dans 1 litre d'eau chaude. L'HE de thym est un très bon tonique capillaire.

HUILE AROMATISÉE AU THYM

Facile à préparer (il suffit de diluer 10 gouttes d'HE de thym dans un 1/2 litre d'huile d'olive), cette huile délicieuse assaisonnera vos crudités ainsi que vos plats de céréales et de légumes, tout en facilitant votre digestion.

ylang-ylang

Cananga odorata

DÉTENTE • APHRODISIAQUE • SOINS DU CORPS ET DES CHEVEUX

Tirée des fleurs d'un arbre des tropiques au parfum fleuri et très sensuel, cette huile essentielle, qui entre dans la composition de bien des parfums, possède de nombreuses propriétés. Elle est beaucoup utilisée pour les soins du corps (cheveux, ongles, soins de la peau), mais c'est aussi un excellent régulateur du système nerveux. Ses qualités antiseptiques et cicatrisantes ne sont plus à démontrer et vous l'emploierez avec succès pour soigner brûlures, piqûres d'insectes ou morsures.
Bonus : elle est aphrodisiaque ! Que demander de plus ?

partie de la plante utilisée
fleurs
mode d'administration
voie orale – surtout en usage externe
s'harmonise bien avec
HE de lavande, essence de citron et autres agrumes

Propriétés

Tranquillisant, équilibre le système nerveux
Hypotenseur (dans le cas d'hypertension d'origine nerveuse)
Antiseptique, anti-infectieux
Aphrodisiaque pour hommes et femmes
Régénérateur de la peau, cicatrisant
Tonique capillaire

Principales indications

Usage interne

Impuissance, frigidité : 2-3 gouttes 3 fois par jour dans du miel dilué dans de l'eau chaude ou dans une tisane.

Tension nerveuse, crise d'angoisse, hypertension, palpitations : 2-3 gouttes 3 fois par jour sur du miel que vous diluerez ensuite dans une tisane de fleurs d'oranger, de fleurs d'aubépine ou de mélisse. En cas d'urgence, contentez-vous de mettre 3 gouttes d'HE d'ylang-ylang dans une cuillerée à café de miel à prendre aussitôt.

Usage externe

Cette HE est utilisée pour toute sorte de problèmes cutanés : dermatoses, brûlures, piqûres d'insectes et morsures. Faites-en aussi profiter vos cheveux et vos ongles.

Massage aphrodisiaque : massez le dos et les pieds de votre partenaire avec une huile délicieusement parfumée, composée de 10 cl d'huile végétale à laquelle vous aurez ajouté 100 gouttes d'HE d'ylang-ylang.

Ménopause difficile : appliquez un peu de *lotion bien-être* en massages légers sur le bas-ventre, le plexus solaire, les tempes et la nuque.

Chute des cheveux : frictionnez-vous le cuir chevelu avec 5 gouttes d'HE d'ylang-ylang + 5 gouttes d'HE de romarin + 5 gouttes d'HE de genévrier diluées dans 20 ml d'un mélange d'huile d'amande douce et d'huile de germe de blé.

Soins du corps : après la douche ou le bain, massez-vous avec un peu de *tonique corporel*.

Soins des ongles : si vos ongles sont cassants ou ont tendance à se dédoubler, donnez-leur 3 fois par semaine un bain régénérateur : versez dans une coupelle 10 cl d'huile d'olive tiédie au bain-marie (attention à ne pas vous brûler !) et ajoutez-y 20 gouttes d'HE d'ylang-ylang. Laissez baigner vos doigts dans ce bain pendant 5 à 10 minutes.

Préparations

Lotion bien-être : dans 10 cl d'huile végétale, ajoutez 50 gouttes d'HE d'ylang-ylang + 20 gouttes d'HE de lavande + 20 gouttes d'HE de cyprès.

Tonique corporel : dans 30 ml d'huile végétale, ajoutez 5 gouttes d'HE d'ylang-ylang + 10 gouttes d'HE de géranium + 10 gouttes d'HE de romarin. Si votre peau est sèche et dévitalisée, remplacez l'HE de romarin par 10 gouttes d'HE de carotte.

BAIN APHRODISIAQUE

Savourez seul(e) ou à deux ce délicieux bain tonique qui éveillera votre désir : dans une base pour bain, diluez 10 gouttes d'HE d'ylang-ylang, 5 gouttes d'HE de romarin et 5 gouttes d'HE de vétiver. Prélassez-vous dans ce bain pendant au moins 20 minutes.

Le saviez-vous ? L'arôme d'ylang-ylang est l'un des plus tenaces. Une seule goutte peut vous envelopper de son parfum toute une journée !

POUR EN SAVOIR PLUS

• Goëb Philippe (docteur), *Le massage aromatique*, MDM Éditions.

• Mailhebiau, Philippe, *La nouvelle aromathérapie*, éditions Jakin ; *L'aromathérapie pratique et familiale*, éditions Jakin.

• Muller, Marie-France, *Remèdes maison*, éditions Jouvence ; *L'argile facile*, éditions Jouvence ; *Médecines douces pour animaux*, éditions Jouvence.

• Revue *Belle-Santé*, hors-série n° 2, *Huiles essentielles, mode d'emploi.*

• Valnet, Jean (docteur), *Aromathérapie*, Vigot.

• Valnet, Duraffourd et Lapraz (docteurs), *Phytothérapie et aromathérapie*, Presses de la Renaissance.

Du même auteur

AUX ÉDITIONS HACHETTE

Le régime anti-âge, Hachette (avec Stephan Lagorce), 2003.

AUX ÉDITIONS JOUVENCE

Le grand livre de la réflexologie faciale, tomes 1 et 2, 2004.

Osez vous affirmer, 2003.

Minéraux et oligo-éléments colloïdaux, 2002.

Déverrouiller ses blocages, 2002.

Médecine familiale des 4 saisons, tome 1 : *Hiver*, 2001.

Le Dien' Cham', une étonnante méthode de réflexologie faciale, 2000.

Remèdes maison, 1999.

Le vinaigre santé, 1999.

Bien dormir, enfin !, 1998.

Médecines douces pour animaux, 1998.

L'argile facile, Pratique Jouvence, 1998.

Un remède miracle méconnu, le chlorure de magnésium, 1998.

L'enfant timide, 1997.

Vivre au positif, 1997.

Oser parler en public, 1997.

Croire en soi, 1997.

Cuisine végétarienne rapide, 1997.

Timide, moi ? Plus jamais, 1996.

Les plantes amies de notre foie : annexe parue dans *Le régime du foie* du Dr Sandra Cabot, 2004.

QUELQUES ADRESSES UTILES

• Huiles essentielles, Phytosun'arom, disponibles en pharmacie et maisons de régime

• Huiles essentielles des Jardins de Jany, certifiées Écocert (maisons de régime et par correspondance)

Les Jardins de Jany
3, avenue Jean-Jaurès - 38150 Roussillon
tél./fax : 04 74 11 05 64 ou 06 82 04 46 66

• Huiles de massage aux huiles essentielles, biodynamisées à la poudre de quartz

Institut Metteya
Les Pérochons - 03130 Montcombroux
tél. : 04 70 99 62 40
info@metteya.net

Édition : Anne la Fay, Fabienne Vaslet
Fabrication : Claire Leleu
Pour tout renseignement commercial,
contactez Sophie Augereau : 01 43 92 36 82

Maquette et réalisation : CASSI EDITION

Dépôt légal : mai 2007
ISBN : 978.2.0162.5179.9
62.69.5179.02.7

Impression : G. Canale & C.S.p.A., Turin (Italie).